国家执业药师资格考试
中药学专业知识(一)押题秘卷

执业药师资格考试命题研究组 编

中国中医药出版社
·北京·

图书在版编目（CIP）数据

中药学专业知识（一）押题秘卷/执业药师资格考试命题研究组编．—北京：中国中医药出版社，2020.1

执业药师资格考试通关系列

ISBN 978-7-5132-5802-9

Ⅰ.①中⋯　Ⅱ.①执⋯　Ⅲ.①中药学－资格考试－习题集　Ⅳ.①R28-44

中国版本图书馆CIP数据核字（2019）第237688号

中国中医药出版社出版

北京经济技术开发区科创十三街31号院二区8号楼

邮政编码　100176

传真　010-64405750

山东临沂新华印刷物流集团有限责任公司印刷

各地新华书店经销

开本 787×1092　1/16　印张 6.25　彩插 0.5　字数 131千字

2020年1月第1版　2020年1月第1次印刷

书号　ISBN 978-7-5132-5802-9

定价　49.00元

网址　www.cptcm.com

答疑热线　010-86464504

购书热线　010-89535836

维权打假　010-64405753

微信服务号　zgzyycbs

微商城网址　https://kdt.im/LIdUGr

官方微博　http://e.weibo.com/cptcm

天猫旗舰店网址　https://zgzyycbs.tmall.com

如有印装质量问题请与本社出版部联系（010-64405510）

版权专有　侵权必究

使用说明

为进一步贯彻国家人力资源和社会保障部、国家药品监督管理局关于执业药师资格考试的有关精神，进一步落实执业药师资格考试的目标要求，帮助考生顺利通过考试，我们组织高等医药及中医药院校相关学科的优秀教师团队，依据国家执业药师资格认证中心 2015 年 2 月最新颁布的考试大纲及 2018 年 4 月对药事管理与法规科目大纲部分调整内容编写了相应的《执业药师资格考试通关系列丛书》。

本书含 6 套标准试卷，按照最新版大纲调整后的各学科知识点及新增题型要求（C 型题）编写，根据历年真卷筛选出易考易错题，通过对历年真卷考点分布的严格测算进行设计，力求让考生感受最真实的执业药师资格考试命题环境，使考生在备考时和临考前能够全面了解自身对知识的掌握情况，做到查缺补漏、有的放矢。同时供考生考前自测，通过 6 套试卷的练习熟悉考试形式、掌握考试节奏、适应考试题量、巩固薄弱环节，确保考试顺利通过。

目 录

- 中药学专业知识（一）押题秘卷（一）（共12页）
- 中药学专业知识（一）押题秘卷（二）（共11页）
- 中药学专业知识（一）押题秘卷（三）（共11页）
- 中药学专业知识（一）押题秘卷（四）（共11页）
- 中药学专业知识（一）押题秘卷（五）（共11页）
- 中药学专业知识（一）押题秘卷（六）（共11页）

试卷标识码:

国家执业药师资格考试

中药学专业知识（一）
押题秘卷（一）

考生姓名：_____

准考证号：_____

考　　点：_____

考 场 号：_____

一、A 型题（单句型最佳选择题）

答题说明

以下每一道考题下面有 A、B、C、D、E 五个备选答案。请从中选择一个最佳答案。

1. 首创药物自然属性分类法的本草著作是
   A.《神农本草经》
   B.《本草纲目拾遗》
   C.《本草经集注》
   D.《新修本草》
   E.《证类本草》

2. 不属于沉降药所具的功效是
   A. 清热泻火
   B. 利水渗湿
   C. 平肝潜阳
   D. 涌吐开窍
   E. 收敛固涩

3. 湿阻、食积、中满气滞者应慎用的药味是
   A. 甘味
   B. 淡味
   C. 苦味
   D. 涩味
   E. 辛味

4. 中药功效是指
   A. 中药的作用趋向
   B. 中药的作用部位
   C. 中药的安全程度
   D. 中药防治诊断疾病及保健作用
   E. 中药作用性质

5. 下列各项中不属于和法范畴的是
   A. 透达膜原
   B. 疏肝和胃
   C. 和解少阳
   D. 表里双解
   E. 消食和胃

6. 能增强二药药物功效的配伍是
   A. 相反
   B. 相杀
   C. 相恶
   D. 相须
   E. 相畏

7. 治疗兼证或兼有疾病的药称
   A. 使药
   B. 君药
   C. 臣药
   D. 佐助药
   E. 佐制药

8. 黑顺片的性状特征是
   A. 不规则纵切片,上宽下窄,外皮黑褐色,切面灰黑色,油润光泽,并有纵向脉纹
   B. 不规则纵切片,上宽下窄,外皮黑褐色,切面暗黄色,油润光泽,并有纵向脉纹
   C. 不规则横切片,类圆形,无外皮,切面黄棕色,油润光泽
   D. 不规则纵切片,上宽下窄,表面与切面暗黄色,油润光泽,无皮
   E. 不规则横切片,类圆形,表面黄褐色,切面灰黑色

9. 横切面韧皮部有红棕色或黑棕色分泌物,与木部相间排列呈3~8个偏心性半圆形环,髓部偏向一侧。此中药材是
   A. 大血藤
   B. 鸡血藤
   C. 川木通
   D. 牛膝
   E. 降香

10. 某药材呈不规则圆柱形,屈曲不直;断面显粉性,有稀疏的放射状纹理,气微,味苦。此药材是
   A. 黄芪
   B. 白芷
   C. 天花粉
   D. 防己
   E. 山药

11. 某药材呈圆柱状或不规则状,有刀劈痕;表面黄棕色或灰黑色,密布棕黑色细纵纹;有黑棕色斑块;沉或半沉水。此药材为
   A. 降香
   B. 川木通
   C. 沉香
   D. 苏木
   E. 檀香

12. 某药材呈长圆柱形,表面黄白色,半透明,具微隆起的环节。此药材为
   A. 香附
   B. 石菖蒲
   C. 知母
   D. 黄精
   E. 玉竹

13. 西红花的入药部位是
   A. 雄蕊
   B. 花柱
   C. 花冠
   D. 花粉
   E. 柱头

14. 表面密被灰白色长毛,形如"毛笔头"的药材是
   A. 辛夷
   B. 洋金花
   C. 槐花
   D. 菊花
   E. 丁香

15. 青黛不应有的特征是
   A. 粉末深蓝色
   B. 多孔性疏松团粒
   C. 置水中,水液显深蓝色
   D. 质轻、易飞扬
   E. 火烧产生紫红色烟雾

16. 玄参主产于
   A. 甘肃
   B. 青海
   C. 四川
   D. 西藏
   E. 浙江

17. 药材横断面可见半透明圆形薄膜分隔开的空洞的是
   A. 钩藤
   B. 通草
   C. 大血藤
   D. 川木通
   E. 鸡血藤

18. 红棕色的皮部有数处嵌入到黄白色木部的中药材是
   A. 木通
   B. 鸡血藤
   C. 大血藤
   D. 钩藤
   E. 络石藤

19. 杜仲的主产地为
   A. 四川、湖北、浙江、福建
   B. 广西、广东
   C. 辽宁、吉林、陕西、四川
   D. 安徽、四川、河南、山东
   E. 四川、湖北、贵州、河南

20. 灶心土的作用不包括
    A. 补脾益肺
    B. 温中和胃
    C. 止血
    D. 止呕
    E. 涩肠止泻

21. 以小叶入药,且小叶基部不对称的是
    A. 枇杷叶
    B. 侧柏叶
    C. 大青叶
    D. 紫苏叶
    E. 番泻叶

22. 红花的药用部位是
    A. 不带子房的管状花
    B. 开放的花
    C. 花蕾
    D. 柱头
    E. 花序

23. 下列药物中尤善治风湿顽痹的是
    A. 独活
    B. 蕲蛇
    C. 木瓜
    D. 川乌
    E. 威灵仙

24. 试卷附图中,图1的主产地是
    A. 云南
    B. 河北
    C. 甘肃
    D. 福建
    E. 浙江

25. 在检查项中,要求检查色度的是
    A. 桔梗
    B. 党参
    C. 苍术
    D. 木香
    E. 白术

26. 试验中的室温,除另有规定外一般是
    A. 25℃±1℃
    B. 25℃±2℃
    C. 25℃±2.5℃
    D. 25℃±0.5℃
    E. 25℃±1.5℃

27. 制备黑膏药的主要辅料为
    A. 氧化汞
    B. 四氧化三铅
    C. 三氧化二铁
    D. 皮胶
    E. 骨胶

28. 栓剂基质不包括
    A. 可可豆脂
    B. 甘油明胶
    C. 半合成椰子油酯
    D. 聚乙二醇
    E. 凡士林

29. 同药物不同剂型采用以下给药方式,起效速度排列正确的是
    A. 舌下给药>肌内注射>皮下注射>吸入给药>静脉注射
    B. 静脉注射>吸入给药>皮下注射>肌内注射>舌下给药
    C. 静脉注射>吸入给药>肌内注射>皮下注射>舌下给药
    D. 舌下给药>静脉注射>吸入给药>肌内注射>皮下注射
    E. 静脉注射>肌内注射>皮下注射>吸入给药>舌下给药

30. 下列情况中,药物吸收比直肠给药慢的是
    A. 口服混悬剂

B. 气雾剂给药
C. 静脉给药
D. 皮下注射给药
E. 肌内注射

B. 川芎
C. 延胡索
D. 枳实
E. 水蛭

31. 有关输液剂叙述不当的是
   A. 指通过静脉滴注输入体内的大剂量注射剂
   B. 可分为电解质输液、营养输液、含药输液、胶体输液
   C. 常作为抗生素、强心药、升压药等注射药物的载体
   D. 质量要求高
   E. 输液剂的配制通常采用稀释法进行

32. 对中枢神经具极强的兴奋作用,且中毒量可抑制呼吸中枢的药材是
   A. 乌头
   B. 附子
   C. 雷公藤
   D. 马钱子
   E. 昆山海棠

33. 单子叶植物根及根茎断面的一圈环纹为
   A. 外皮层
   B. 内皮层
   C. 形成层
   D. 木质部
   E. 髓部

34. 多数寒凉药不具有的药理作用是
   A. 抑制中枢神经系统
   B. 降低交感神经-β受体功能
   C. 抑制内分泌系统功能
   D. 增强能量代谢
   E. 增强胆碱能神经-M受体功能

35. 下列除哪项外,均有抗血栓作用
   A. 丹参

36. 下列关于有机酸的叙述,不正确的是
   A. 有机酸可以分为三大类,即萜类、脂肪族、芳香族
   B. 低级脂肪酸和不饱和脂肪酸多为液体
   C. 多数高分子脂肪酸和芳香酸易溶于亲脂性有机溶剂,难溶于水
   D. 多数有机酸易溶于水而难溶于亲脂性有机溶剂
   E. 能与碳酸氢钠反应生成有机酸盐

37. 试卷附图中,茎痕周围密布麻点状根痕的中药材是
   A. 图2
   B. 图3
   C. 图4
   D. 图5
   E. 图6

38. 以菌核入药的是
   A. 茯苓
   B. 灵芝
   C. 银耳
   D. 冬虫夏草
   E. 松萝

39. 下列化合物中可显强烈天蓝色荧光的是
   A. 大豆皂苷
   B. 麻黄碱
   C. 大黄素
   D. 甘草酸
   E. 七叶内酯

40. 苦参中的生物碱是
   A. 色胺吲哚类生物碱

B. 双吲哚类生物碱
C. 双稠哌啶类生物碱
D. 吗啡烷类生物碱
E. 异喹啉类生物碱

二、B型题（标准配伍题）

答题说明

以下提供若干组考题，每组考题共用在考题前列出的A、B、C、D、E五个备选答案。请从中选择一个与问题关系最密切的答案。某个备选答案可能被选择一次、多次或不被选择。

（41~43题共用备选答案）
A.《证类本草》
B.《本草经集注》
C.《本草纲目》
D.《新修本草》
E.《本草纲目拾遗》

41. 李时珍所著的是
42. 陶弘景所著的是
43. 唐慎微所著的是

（44~45题共用备选答案）
A. 腻膈满中
B. 伤阳助寒
C. 伤阴助火
D. 温助阳气
E. 清热凉血

44. 寒凉性药的不良作用是
45. 温热性药的不良作用是

（46~48题共用备选答案）
A. 秋末茎叶枯萎时
B. 夏季果熟期
C. 枝叶茂盛期
D. 花开初期
E. 幼果期

46. 洋金花的采收时间是
47. 大黄的采收时间是
48. 大青叶的采收时间是

（49~50题共用备选答案）
A. 干燥茎髓

B. 干燥茎藤
C. 干燥带叶茎枝
D. 干燥带钩茎枝
E. 含树脂的心材

49. 通草的药用部位为
50. 钩藤的药用部位为

（51~52题共用备选答案）
A. 氧化苦参碱
B. 烟碱
C. 秋水仙碱
D. 长春新碱
E. 吗啡

51. 有半极性配位键结构的是
52. 有酚羟基、可溶于NaOH的是

（53~56题共用备选答案）
A. 香豆素内酯的碱水解反应
B. 香豆素的Gibb's反应
C. 香豆素的三氯化铁反应
D. 香豆素的Emerson反应
E. Molish反应

53. 阳性反应显蓝绿色的是
54. 阳性反应生成蓝色缩合物的是
55. 阳性反应生成红色缩合物的是
56. 发生开环反应的是

（57~60题共用备选答案）
A. 酒
B. 醋
C. 盐水

D. 蜜
E. 姜汁

57. 能发表散寒,温中止呕的是
58. 能活血通络,祛风散寒,行药势的是
59. 能甘缓益脾,润肺止咳的是
60. 能强筋骨,软坚散结,清热凉血的是

(61~63题共用备选答案)
A. 罗布麻叶
B. 番泻叶
C. 侧柏叶
D. 紫苏叶
E. 大青叶

61. 来源于豆科的药材是
62. 来源于夹竹桃科的药材是
63. 来源于唇形科的药材是

(64~66题共用备选答案)
A. 大蓟
B. 荆芥
C. 莱菔子
D. 苍耳子
E. 王不留行

64. 生品涌吐风痰,炒后降气化痰的是
65. 炒炭后产生止血作用的是
66. 炒后可降低毒性的是

(67~69题共用备选答案)
A. 气相色谱法
B. 减压干燥法
C. 烘干法
D. 甲苯法
E. 费休法

67. 含挥发性成分的贵重药材测定水分宜采用
68. 含挥发性成分的药材测定水分宜采用
69. 不含或少含挥发性成分的药材测定水分宜采用

(70~71题共用备选答案)
A. 豆科
B. 橄榄科
C. 毛茛科
D. 棕榈科
E. 菊科

70. 乳香来源于
71. 没药来源于

(72~74题共用备选答案)
A. 胶体溶液型液体制剂
B. 高分子溶液
C. 乳浊液
D. 溶胶剂
E. 混悬液

72. 又称亲水胶体的热力学稳定体系是
73. 质点大小在1~100nm范围的分散相分散在分散介质中制成的液体药剂称为
74. 分散相质点以多分子聚集体(胶体微粒)分散于分散介质中形成的胶体分散体系称为

(75~76题共用备选答案)
A. 杜鹃
B. 苦杏仁
C. 款冬花
D. 前胡
E. 半夏

75. 通过刺激胃黏膜或咽喉黏膜,反射性增加支气管分泌而祛痰的是
76. 通过促进气管黏液-纤毛运动、使酸性黏多糖纤维断裂溶解黏痰而祛痰的是

(77~78题共用备选答案)
A. 相恶
B. 相杀
C. 相须
D. 相反
E. 相使

77. 临床应注意避免的配伍是
78. 临床应禁忌的配伍是

(79~80题共用备选答案)
A. 辛味
B. 酸味
C. 甘味
D. 苦味
E. 淡味

79. 能腻膈碍胃的性味是
80. 能伤津伐胃的性味是

(81~83题共用备选答案)
A. 药物衣
B. 保护衣
C. 肠溶衣
D. 薄膜衣
E. 有色糖衣

81. 包衣材料是处方药物制成的极细粉,既美观,也可发挥药效的是
82. 用性质稳定无明显药理作用的材料包衣,使主药与外界隔绝而起保护作用的是
83. 选用肠溶材料将丸剂包衣,使之不能在胃液中溶散而能在肠液中溶散的是

(84~85题共用备选答案)
A. 图7
B. 图8
C. 图9
D. 图10
E. 图11

84. 试卷附图中,具有"菊花心"的是
85. 试卷附图中,具有"云锦花纹"的是

三、C型题（综合分析选择题）

答题说明

以下提供若干个案例,每个案例下设若干个考题。每一道考题下面有 A、B、C、D、E 五个备选答案。请从中选择一个最佳答案。

(86~88题共用题干)
莪术、艾叶和肉桂均含有挥发油,且挥发油为其主要活性成分,具有多方面的药理活性,是评价其药材质量的主要指标成分。

86. 莪术挥发油的主要有效成分属于
A. 单萜类
B. 倍半萜类
C. 二萜类
D. 二倍半萜类
E. 环烯醚萜类

87. 艾叶中可强心,用于急救的成分是
A. 桉叶素
B. 丁香酚
C. 香桧烯
D. 樟脑
E. 冰片

88. 肉桂含量测定的指标性成分是
A. 桂皮醛
B. 肉桂酸
C. 儿茶精
D. 乙酸桂皮酯
E. 肉桂醇

(89~91题共用题干)
某药材呈长倒卵状,略扁,微弯曲,长5~7mm,宽2~3mm。表面灰褐色,带紫黑色斑点,有数条纵棱,通常中间1~2条较明显。顶端钝圆,稍宽,顶面有圆环,中间具有点状花柱残迹;基部略窄,着生面色较淡,果皮较硬,子叶2,淡黄白色,富油性。气微,味苦后微辛而稍麻舌。

89. 该药材是

A. 牛蒡子
B. 牵牛子
C. 槟榔
D. 草果
E. 栀子

90. 该药材来源于
A. 菊科植物
B. 茜草科植物
C. 茄科植物
D. 葫芦科植物
E. 伞形科植物

91. 该药材主产于
A. 东北及浙江
B. 四川及湖北
C. 河北及河南
D. 陕西及宁夏
E. 青海及新疆

(92~95题共用题干)
将药物直接放入无烟炉内或适当的耐火容器内煅烧的一种方法,称为煅法。

92. 煅法分为几种
A. 2种
B. 3种
C. 4种
D. 5种
E. 6种

93. 下列属于明煅的药物是
A. 白矾
B. 自然铜
C. 炉甘石
D. 血余炭
E. 黄精

94. 下列属于煅淬的药物是
A. 白矾
B. 牡蛎
C. 石膏
D. 自然铜
E. 血余炭

95. 下列属于扣锅煅的是
A. 白矾
B. 牡蛎
C. 石膏
D. 炉甘石
E. 血余炭

(96~100题共用题干)
解表药常分为两类,前者以发散风寒为主,后者以发散风热为主。

96. 发散风寒的药物是
A. 麻黄、桂枝、荆芥、防风
B. 麻黄、桂枝、柴胡、葛根
C. 荆芥、防风、柴胡、葛根
D. 桂枝、荆芥、柴胡、葛根
E. 桂枝、防风、荆芥、柴胡

97. 发散风热的药物是
A. 柴胡、葛根、桑叶、菊花
B. 葛根、桑叶、菊花、防风
C. 柴胡、菊花、防风、麻黄
D. 葛根、防风、麻黄、桑叶
E. 柴胡、麻黄、桑叶、菊花

98. 解表药有哪些病理作用
A. 发汗、解热、抗感染、镇痛、抗病原微生物、调节免疫力
B. 解热、抗感染、抗毒素、抗肿瘤、调节免疫力
C. 泻下、利尿、抗病原体、抗感染
D. 抗感染、镇痛、调节免疫功能、利尿
E. 利尿、抗病原微生物、利胆、保肝

99. 解表药分为两类,其功效分别是
A. 辛凉解表、辛温解表
B. 辛温解表、泻下解表
C. 祛风解表、清热解表
D. 清热解表、辛凉解表
E. 利水解表、渗湿解表

100. 解表药有哪些功效
A. 发散表邪、解除表证
B. 利水渗湿、解除表证

C. 祛风止痛、解除表证
D. 活血化瘀、解除表证

E. 化痰止咳、解除表证

四、X 型题（多项选择题）

答题说明

以下每一道考题下面有 A、B、C、D、E 五个备选答案。请从中选择二个或二个以上的正确答案。

101. 引起中药不良反应发生的主要原因是
    A. 配伍不当
    B. 用量过大
    C. 炮制不当
    D. 品种混乱
    E. 疗程过长

102. 以根皮入药的药材有
    A. 牡丹皮
    B. 肉桂
    C. 秦皮
    D. 杜仲
    E. 桑白皮

103. 西红花的性状鉴别特征有
    A. 药材呈线形，三分枝，表面暗红色
    B. 柱头顶端边缘显不整齐的齿状，内侧有一短缝
    C. 体重，有绢丝样光泽
    D. 气特异，微有刺激性，味微苦
    E. 浸水中，水被染成黄色，无沉淀

104. 炙法中先炒药后加辅料的操作适用的药材类型是
    A. 树脂类药材
    B. 根茎类药材
    C. 矿石类药材
    D. 动物粪便类药材
    E. 含黏液质较多的药材

105. 可用盐炙法炮制的药物是
    A. 黄柏
    B. 知母
    C. 车前子
    D. 杜仲
    E. 厚朴

106. 主要成分为树脂、游离芳香酸、挥发油的中药材是
    A. 苏合香
    B. 血竭
    C. 安息香
    D. 没药
    E. 儿茶

107. 《中华人民共和国药典》中药材性状鉴定包括下列哪几项
    A. 形状
    B. 表面特征
    C. 断面特征
    D. 气味
    E. 水试、火试

108. 给大鼠灌胃温热药可造成热证模型，其表现有
    A. 痛阈值降低
    B. 惊厥阈值降低
    C. 神经元内酪氨酸羟化酶、多巴胺 β-羟化酶活性升高
    D. 脑内 NA、DA 含量升高
    E. 脑内 5-HT 含量降低

109. 祛风湿药的主要药理作用有
    A. 抗感染
    B. 镇痛
    C. 影响免疫功能
    D. 利尿
    E. 抗病原体

110. 肉桂加工后的商品规格有
    A. 官桂
    B. 桂心
    C. 板桂
    D. 桂碎
    E. 企边桂

111. 大青叶的性状鉴别特征是
    A. 完整的叶片呈长椭圆形至长圆状倒披针形
    B. 上表面暗灰绿色
    C. 质脆
    D. 叶基部下延至叶柄成翼状
    E. 味微辛

112. 金钱草的性状鉴别特征有
    A. 茎表面浅棕色,密被黄色伸展的短柔毛
    B. 茎表面棕色或暗棕红色,无毛或被疏柔毛
    C. 叶对生,多皱缩,展开后呈宽卵形或心形
    D. 有的带黄色花,单生叶腋,具长梗
    E. 叶片水浸后对光透视,可见黑色或褐色条纹

113. 下列关于硬胶囊壳的叙述,错误的是
    A. 胶囊壳主要由明胶组成
    B. 加入适量的琼脂可增加胶液的凝结力
    C. 制囊时明胶液中常加入甘油,以增强弹性
    D. 加入对羟基苯甲酸酯增加囊壳光泽
    E. 加入十二烷基磺酸钠作防腐剂

114. 基本母核为莨菪烷类的生物碱有
    A. 山莨菪碱
    B. 氧化苦参碱
    C. 阿托品
    D. 樟柳碱
    E. 长春花碱

115. 环烯醚萜的结构特点为
    A. 半缩醛结构
    B. 烯醚环戊烷结构
    C. 醌烯结构
    D. 蒽酮结构
    E. 蒽酚结构

116. 下列属于口腔用片的是
    A. 口含片
    B. 舌下片
    C. 泡腾片
    D. 咀嚼片
    E. 口腔贴片

117. 下列属于药物性质影响药物吸收的是
    A. 药物脂溶性与解离度
    B. 药物粒度
    C. 基质的性质
    D. 直肠液的pH值
    E. 药物溶解度

118. 关于影响药物吸收的主要生理因素,叙述正确的是
    A. pH值低,有利于碱性药物吸收
    B. 胃排空速率增加时,多数药物吸收快
    C. 胃排空速率降低时,有利于弱酸性药物在胃中吸收
    D. 影响胃排空速率的因素有胃内液体的量、空腹与饱腹等
    E. 药物在循环系统(血液循环、淋巴循环)的运行速度

119. 区别甾体皂苷和三萜皂苷,可用
    A. 泡沫试验
    B. 香草醛-浓硫酸反应
    C. 三氯醋酸反应
    D. 五氯化锑试验
    E. Liebermann–Burchard 反应

120. 属于氧苷的是
    A. 红景天苷
    B. 天麻苷
    C. 芦荟苷
    D. 苦杏仁苷
    E. 巴豆苷

参 考 答 案

1. C	2. D	3. A	4. D	5. E	6. D	7. C	8. B	9. B	10. D
11. C	12. E	13. E	14. A	15. C	16. E	17. B	18. C	19. E	20. A
21. E	22. A	23. B	24. E	25. E	26. B	27. B	28. E	29. C	30. A
31. E	32. D	33. B	34. D	35. D	36. D	37. C	38. A	39. E	40. C
41. C	42. B	43. A	44. B	45. C	46. D	47. A	48. C	49. A	50. D
51. A	52. E	53. C	54. B	55. D	56. A	57. E	58. A	59. D	60. C
61. B	62. A	63. D	64. C	65. B	66. D	67. B	68. D	69. C	70. B
71. B	72. B	73. A	74. D	75. D	76. A	77. A	78. D	79. C	80. D
81. A	82. B	83. C	84. A	85. C	86. B	87. D	88. A	89. A	90. A
91. A	92. B	93. A	94. D	95. E	96. A	97. A	98. A	99. A	100. A

101. ABCDE 102. AE 103. ABDE 104. ADE 105. ABCD
106. AC 107. ABCDE 108. ABCDE 109. ABC 110. ACDE
111. ABCD 112. BCDE 113. DE 114. ACD 115. AB
116. ABE 117. ABE 118. BCDE 119. CE 120. ABD

试卷标识码：

国家执业药师资格考试

中药学专业知识（一）
押题秘卷（二）

考生姓名：_____

准考证号：_____

考　　点：_____

考　场　号：_____

一、A 型题（单句型最佳选择题）

答题说明

以下每一道考题下面有 A、B、C、D、E 五个备选答案。请从中选择一个最佳答案。

1. 能使药物功效降低或消除的配伍是
   A. 相使
   B. 相畏
   C. 相须
   D. 相杀
   E. 相恶

2. 能引导方中诸药直达病所的药称
   A. 引经药
   B. 佐制药
   C. 调和药
   D. 君药
   E. 佐助药

3. 黄连药材所称的"过桥"，是指
   A. 结节状突起
   B. 较长的节间
   C. 较短的节间
   D. 节上残存的须根
   E. 节上残存的鳞叶

4. 洋金花来源于
   A. 毛茛科
   B. 茄科
   C. 冬青科
   D. 菊科
   E. 桃金娘科

5. 茅苍术主产于
   A. 江苏、湖北、河南
   B. 四川、安徽、江苏、山东
   C. 河南武陟县、温县、博爱县
   D. 甘肃、青海、西藏、四川
   E. 河南、新疆

6. 北沙参的原植物为
   A. 伞形科植物柴胡
   B. 伞形科植物藁本
   C. 伞形科植物珊瑚菜
   D. 伞形科植物白花前胡
   E. 伞形科植物紫白花前胡

7. 试卷附图中，下列不属于图 1 的性状特征的是
   A. 长圆形，背部具革质鞘翅 1 对
   B. 有 3 条黄色的横纹
   C. 鞘翅下面有棕褐色薄膜状透明的内翅 2 片
   D. 胸部有足 4 对
   E. 气特异而臭，刺激性强，不宜口尝

8. 呈圆柱形，根头略膨大，可见暗绿色或暗棕色轮状排列的叶柄残基和密集的疣状突起的药材是
   A. 乌头
   B. 地榆
   C. 延胡索
   D. 山豆根
   E. 板蓝根

9. 黄精来源于
   A. 百部科
   B. 泽泻科
   C. 黑三棱科
   D. 天南科
   E. 百合科

10. 地黄的主产地为
    A. 四川、安徽、江苏、山东
    B. 新疆

C. 河南武陟县、温县、博爱县
D. 甘肃、青海、西藏、四川
E. 河南、新疆

11. 试卷附图中,气微,味微甜而后苦的药材是
    A. 图2
    B. 图3
    C. 图4
    D. 图5
    E. 图6

12. 黄芩来源于
    A. 玄参科
    B. 唇形科
    C. 桔梗科
    D. 菊科
    E. 五加科

13. 炉贝的主要性状鉴别特征为
    A. 呈圆锥形或近心形,外层鳞片大小悬殊,大瓣紧抱小瓣,未抱住的部分呈新月形,习称"怀中抱月"
    B. 呈扁球形或圆锥形,外层鳞片大小相近,相对抱合,顶端开裂
    C. 呈不规则圆锥形,从基部至顶端有一条纵沟
    D. 呈不规则的块状,表面淡红棕色或暗棕色,凹凸不平
    E. 长圆锥形,表面类白色或浅棕色,有的具棕色斑点

14. 根茎呈不规则块状,周围和下端着生多数细长的根;根圆柱形,略扭曲,上部有显著的横皱纹;质脆,易吸潮变软;气微,味极苦的药材是
    A. 柴胡
    B. 丹参
    C. 黄芩
    D. 北沙参

E. 龙胆

15. 无臭,味苦,嚼之有黏性药材为
    A. 黄精
    B. 知母
    C. 铁皮石斛
    D. 白及
    E. 射干

16. 药材鸡血藤横切面的特征之一是
    A. 髓部呈类方形
    B. 髓部红色
    C. 髓部位于中央
    D. 髓部有石细胞
    E. 髓部偏于一侧

17. 焦苍术的作用是
    A. 健脾燥湿
    B. 化湿和胃
    C. 固肠止泻
    D. 行气宽中
    E. 消食健胃

18. 首次全面系统地整理、补充《神农本草经》的本草著作是
    A.《本草纲目》
    B.《新修本草》
    C.《本草经集注》
    D.《本草纲目拾遗》
    E.《证类本草》

19. 秦皮的主产地为
    A. 四川、湖北、贵州、河南
    B. 广西、广东
    C. 辽宁、吉林、陕西、四川
    D. 安徽、四川、河南、山东
    E. 四川、湖北、浙江、福建

20. 肉桂的断面特征是
    A. 断面红棕色,纤维性强
    B. 外侧呈棕色而粗糙,内侧红棕色而油润,中间有一条黄棕色的纹线
    C. 断面黄白色而油润
    D. 断面黄白色,纤维性强
    E. 断面白色,中间有一条黄棕色的纹线

21. 蓼大青叶植物来源于
    A. 水龙骨科植物石韦
    B. 爵床科植物马蓝
    C. 十字花科植物菘蓝
    D. 蓼科植物蓼蓝
    E. 马鞭草科植物路边青

22. 白术麸炒过程中说法错误的是
    A. 先热锅再投入麦麸
    B. 待麦麸冒烟时投药
    C. 待麦麸炒至灵活状态时投药
    D. 火力为中火
    E. 炒至焦黄色,有焦香气时取出,筛去麦麸

23. 川乌炮制后毒性降低,其原因是
    A. 总生物碱含量增加
    B. 双酯型生物碱含量增加
    C. 双酯型生物碱水解
    D. 总生物碱分解
    E. 总生物碱被乙酰基取代,生成酯碱

24. 冬虫夏草的入药部位是
    A. 虫体
    B. 孢子囊
    C. 菌核
    D. 子座
    E. 真菌的子座和幼虫尸体的复合体

25. 按化学组成分类,血竭属于
    A. 单树脂类
    B. 胶树脂类
    C. 油胶树脂类
    D. 油树脂类
    E. 香树脂类

26. 鉴别乳香时不应出现的现象是
    A. 表面常附有白色的粉尘
    B. 断面蜡样,少数呈玻璃样光泽
    C. 燃烧时有香气
    D. 燃烧时冒黑烟
    E. 与水共研形成黄棕色乳状液

27. 青黛的药用部位应是
    A. 煎膏
    B. 为菘蓝、蓼蓝、马蓝的叶或茎叶加工成的泡沫物
    C. 浸膏
    D. 氯仿的提取物
    E. 酒精的提取物

28. 含有结晶水的矿物药是
    A. 朱砂
    B. 芒硝
    C. 雄黄
    D. 赭石
    E. 炉甘石

29. 粉末用稀硫酸湿润后,微热数分钟,加碘化铋钾试液1滴,发生混浊,放置后可见石榴红色球形或方形结晶的中药材为
    A. 槟榔
    B. 肉桂
    C. 丁香
    D. 黄连
    E. 紫苏叶

30. 下列没有异常维管束的药材是
    A. 川牛膝
    B. 当归
    C. 何首乌

D. 牛膝
E. 商陆

31. 下列物质与明胶作用后形成水不溶性沉淀的是
   A. 木脂素
   B. 香豆素
   C. 黄酮
   D. 皂苷
   E. 鞣质

32. 中药苦杏仁中主要活性成分是
   A. 黄酮
   B. 氰苷
   C. 香豆素
   D. 木脂素
   E. 强心苷

33. 大黄素型和茜草素型主要区别在于
   A. β-羟基数目
   B. 羟基数目
   C. 羟基在苯环上的位置
   D. α-羟基数目
   E. 羧基

34. 具有挥发性的香豆素成分是
   A. 游离小分子简单香豆素
   B. 香豆素苷
   C. 呋喃香豆素
   D. 吡喃香豆素
   E. 双香豆素

35. 属于二萜类化合物的是
   A. 原白头翁素
   B. 桂皮醛芳香族化合物
   C. 青蒿素
   D. 新穿心莲内酯
   E. α-细辛醚

36. 橙皮苷属
   A. 查耳酮类
   B. 花色素类
   C. 二氢黄酮类
   D. 异黄酮类
   E. 黄酮类

37. 硬胶囊剂的崩解时限上限为
   A. 10分钟
   B. 20分钟
   C. 30分钟
   D. 40分钟
   E. 50分钟

38. 脂溶性药物选下列哪种基质释药较快
   A. 半合成椰子油酯
   B. 聚乙二醇
   C. 可可豆脂
   D. 羊毛脂
   E. 蜂蜡

39. 氯化钠等渗当量是指
   A. 与100g药物呈等渗效应的氯化钠的量
   B. 与10g药物呈等渗效应的氯化钠的量
   C. 与10g氯化钠呈等渗效应的药物的量
   D. 与1g药物呈等渗效应的氯化钠的量
   E. 与1g氯化钠呈等渗效应的药物的量

40. 下列可作口含片稀释剂和矫味剂的是
   A. 淀粉
   B. 氧化镁
   C. 甘露醇
   D. 硬脂酸镁
   E. 微晶纤维素

二、B 型题（标准配伍题）

答题说明

以下提供若干组考题,每组考题共用在考题前列出的 A、B、C、D、E 五个备选答案。请从中选择一个与问题关系最密切的答案。某个备选答案可能被选择一次、多次或不被选择。

(41~44题共用备选答案)
A. 能散
B. 能涩
C. 能坚
D. 能软
E. 能和

41. 酸味的作用是
42. 辛味的作用是
43. 咸味的作用是
44. 苦味的作用是

(45~46题共用备选答案)
A. 苦参碱
B. 氧化苦参碱
C. 吗啡
D. 小檗碱
E. 东莨菪碱

45. 有氮→氧(N→O)配价键及酰胺结构的是
46. 无氮→氧(N→O)配价键但有酰胺结构的是

(47~50题共用备选答案)
A. 盐酸－镁粉反应
B. 四氢硼钠反应
C. 氨性氯化锶反应
D. 三氯化铝反应
E. 锆－枸橼酸反应

47. 预试某中药中是否含有黄酮类成分,最常用的反应是
48. 对二氢黄酮专属性较高的反应是
49. 可用于黄酮定性定量分析的反应是
50. 可用于区分黄酮与黄酮醇的反应是

(51~54题共用备选答案)
A. 小檗碱

B. 麻黄碱
C. 甜菜碱
D. 槟榔碱
E. 咖啡因

51. 常温下呈液态的生物碱是
52. 自然光下呈黄色的生物碱是
53. 有升华性的生物碱是
54. 有挥发性的生物碱是

(55~58题共用备选答案)
A. 米
B. 麦麸
C. 滑石粉
D. 河砂
E. 蛤粉

55. 能补中益气、健脾和胃、除烦止渴的是
56. 与药物共制能缓和药物的燥性,增强疗效的是
57. 能清热、利湿、化痰、软坚的是
58. 能利尿、清热、解暑的是

(59~61题共用备选答案)
A. 着色剂
B. 矫味剂
C. 遮光剂
D. 抗氧剂
E. 填充剂

59. 食用色素在膜剂中作用为
60. 蔗糖在膜剂中作用为
61. 淀粉在膜剂中作用为

(62~63题共用备选答案)
A. 辛味
B. 酸味

C. 甘味
D. 苦味
E. 咸味

62. 含糖类、蛋白质、氨基酸的中药多是
63. 含生物碱和苷类的中药多是

(64~65题共用备选答案)
A. 甘肃
B. 河南
C. 四川
D. 云南
E. 吉林

64. 人参的主产地是
65. 木香的主产地是

(66~69题共用备选答案)
A. 软膏剂
B. 注射剂
C. 糖浆剂
D. 粉雾剂
E. 滴眼剂

66. 给药途径为胃肠道给药的是
67. 给药途径为皮肤给药的是
68. 给药途径为黏膜给药的是
69. 给药途径为呼吸道给药的是

(70~72题共用备选答案)
A. 装量
B. 装量差异
C. 渗透压摩尔浓度
D. 细菌内毒素
E. 粒度

70. 静脉输液及椎管注射用注射液应检查的项目是
71. 注射用无菌粉末应检查的项目是
72. 静脉用注射剂应检查的项目是

(73~74题共用备选答案)
A. 丹参
B. 川芎
C. 水蛭
D. 桃仁
E. 红花

73. 所含主要活性成分有尿激酶样作用的药物是
74. 所含主要活性成分可与凝血酶结合成一种非共价键复合物而抗凝的药物是

(75~77题共用备选答案)
A. 茯苓多糖
B. 小檗碱
C. 青风藤碱
D. 荆芥油
E. 去甲乌药碱

75. 抗毒素作用的物质基础为
76. 解热作用的物质基础为
77. 镇痛作用的物质基础为

(78~80题共用备选答案)
A. 图7
B. 图8
C. 图9
D. 图10
E. 图11

78. 试卷附图中,以根茎入药的是
79. 试卷附图中,以根及根茎入药的是
80. 试卷附图中,以块茎入药的是

(81~83题共用备选答案)
A. 川乌
B. 远志
C. 商陆
D. 半夏
E. 蛇床子

81. 气微,味稍甜,久嚼麻舌的药材为
82. 气微,味辛辣而麻舌的药材为
83. 气香,味辛,有麻舌感的药材为

(84~85题共用备选答案)
A. 肉桂
B. 杜仲
C. 黄柏
D. 白鲜皮
E. 厚朴
84. 内表面呈暗黄色或淡棕色的中药材为
85. 内表面呈类白色的中药材为

三、C型题（综合分析选择题）

答题说明

以下提供若干个案例,每个案例下设若干个考题。每一道考题下面有A、B、C、D、E五个备选答案。请从中选择一个最佳答案。

(86~90题共用题干)
清热药药性寒凉,根据功效的不同分为五类,清热泻火药、清热燥湿药、清热解毒药、清热凉血药、清虚热药。

86. 清热泻火的代表药有哪些
A. 知母、石膏、栀子
B. 黄芩、黄连、黄柏
C. 金银花、连翘、板蓝根
D. 地黄、玄参、牡丹皮
E. 青蒿、地骨皮

87. 清热燥湿的代表药有哪些
A. 知母、石膏、栀子
B. 黄芩、黄连、黄柏
C. 金银花、连翘、板蓝根
D. 地黄、玄参、牡丹皮
E. 青蒿、地骨皮

88. 清热解毒的代表药有哪些
A. 知母、石膏、栀子
B. 黄芩、黄连、黄柏
C. 金银花、连翘、板蓝根
D. 地黄、玄参、牡丹皮
E. 青蒿、地骨皮

89. 清热凉血的代表药有哪些
A. 知母、石膏、栀子
B. 黄芩、黄连、黄柏
C. 金银花、连翘、板蓝根
D. 地黄、玄参、牡丹皮
E. 青蒿、地骨皮

90. 清虚热的代表药有哪些
A. 知母、石膏、栀子
B. 黄芩、黄连、黄柏
C. 金银花、连翘、板蓝根
D. 地黄、玄参、牡丹皮
E. 青蒿、地骨皮

(91~93题共用题干)
麝香是鹿科动物马麝、林麝和原麝的雄体香腺囊中的分泌物,是常用的贵重中药材之一。麝香的化学成分比较复杂,含有麝香酮、降麝香酮、麝香吡啶和羟基吡啶A、B等,此外还有多肽、脂肪酸、胆甾醇及其酯和酮等。

91. 麝香的主要化学成分是
A. 查尔酮
B. 强心苷
C. 二萜类
D. 生物碱
E. 麝香酮

92. 麝香强心的活性成分为
A. 熊去氧胆酸
B. 去氧胆酸
C. 麝香酮
D. 强心甾烯蟾毒类
E. 雄甾烷类

93. 麝香雄性激素样作用的活性成分为
A. 熊去氧胆酸
B. 去氧胆酸
C. 麝香酮
D. 降麝香酮

E. 雄甾烷类

(94~96题共用题干)
散剂系指原料药物与适宜的辅料经粉碎、均匀混合制成的干燥粉末状制剂。

94. 除另有规定外,散剂的含水量不得超过
    A. 8.0%
    B. 9.0%
    C. 10.0%
    D. 11.0%
    E. 12.0%

95. 散剂按药物组成可分为
    A. 分剂量散与不分剂量散
    B. 单味药散剂与复方散剂
    C. 溶液散与煮散
    D. 吹散与内服散
    E. 内服散与外用散

96. 可选择做成散剂的药物是
    A. 易吸湿或氧化变质的药物
    B. 刺激性强的药物
    C. 腐蚀性强的药物
    D. 含低共熔组分的药物
    E. 含挥发性成分多的药物

(97~100题共用题干)
患者,男,41岁,大便秘结,腹痛,有余便,2周余。

97. 此患者适用哪类药
    A. 刺激性泻下
    B. 容积性泻下
    C. 润滑性泻下
    D. B 和 C
    E. C 和 A

98. 哪些是刺激性泻下药
    A. 大黄
    B. 芒硝
    C. 火麻仁
    D. 桃仁
    E. 桂枝

99. 容积性泻下药物是
    A. 大黄
    B. 番泻叶
    C. 芒硝
    D. 火麻仁
    E. 桃仁

100. 润滑性泻下药物是
    A. 大黄
    B. 番泻叶
    C. 芒硝
    D. 火麻仁
    E. 桂枝

四、X型题（多项选择题）

答题说明

以下每一道考题下面有 A、B、C、D、E 五个备选答案。请从中选择二个或二个以上的正确答案。

101. 药性理论的内容主要有
    A. 四气五味
    B. 升降浮沉
    C. 有毒无毒
    D. 用药禁忌
    E. 煎煮方法

102. 降香和鸡血藤的共同之处在于
    A. 为豆科植物
    B. 心材入药
    C. 藤茎入药
    D. 质硬
    E. 含生物碱类

103. 下列属五味子性状鉴别特征的有
    A. 呈不规则球形或扁球形
    B. 外皮紫红色或暗红色,皱缩显油性
    C. 果肉柔软,内含肾形种子1~2粒

D. 种皮薄而脆
E. 果肉气微味酸

104. 冬虫夏草的性状鉴别特征有
    A. 虫体似蚕
    B. 表面深黄色至黄棕色,有20~30条环纹
    C. 全身有足10对,以中部6对明显
    D. 子座细长,表面深棕色至棕褐色,质柔韧
    E. 气微,味微甘

105. 钩藤来源于哪一茜草科的植物
    A. 华钩藤
    B. 毛钩藤
    C. 无柄果钩藤
    D. 大叶钩藤
    E. 钩藤

106. 叶片为革质的是
    A. 艾叶
    B. 番泻叶
    C. 紫苏叶
    D. 淫羊藿
    E. 罗布麻叶

107. 动物长期给予温热药,其
    A. 甲状腺功能增强
    B. 甲状腺功能减弱
    C. 肾上腺皮质功能增强
    D. 肾上腺皮质功能减弱
    E. 卵巢功能增强

108. 炮制对中药药理作用的影响表现为
    A. 保持药效稳定
    B. 增加或改变药效
    C. 改变剂量
    D. 改变肠道微生态
    E. 消除或降低药物毒性或副反应

109. 螺旋甾烷型皂苷的结构特征有
    A. B/D 和 C/D 环反式稠合
    B. A/B 环反式或顺式稠合
    C. C_{20} 位的甲基为 β 构型
    D. C_{20} 位的甲基为 α 构型
    E. C_{25} 位的甲基为 α 或 β 构型

110. 温和酸水解可以切断的苷键是
    A. 苷元与 α-去氧糖之间
    B. α-羟基糖之间
    C. α-去氧糖之间
    D. 6-去氧糖之间
    E. α-去氧糖与 α-羟基糖之间

111. 胆汁酸的结构特点是
    A. 母核为环戊烷骈多氢菲
    B. A/B 环有顺、反两种形式
    C. B/C 环皆为反式、C/D 环多为反式
    D. 易形成钠盐
    E. 有正系、别系之分

112. 下列药物中常用酒炙法矫味矫臭的药物是
    A. 蕲蛇
    B. 白芍
    C. 紫河车
    D. 乌梢蛇
    E. 黄连

113. 炮制半夏所用的辅料有
    A. 胆汁
    B. 白矾
    C. 生姜
    D. 石灰
    E. 甘草

114. 影响药物分布的主要因素有
    A. 血液循环和血管透过性
    B. 药物与血浆蛋白结合的能力
    C. 给药途径

D. 血-脑屏障与血-胎盘屏障
E. 药物与组织的亲和力

115. 胶囊剂的质量要求有
A. 外观整洁,无黏结、变形或破裂
B. 含水量12%~15%
C. 装量差异合格
D. 水分含量、崩解时限合格
E. 内容物应干燥、松散、混合均匀

116. 以下有关栓剂作用特点的叙述,正确的是
A. 药物受肝脏首过作用影响小
B. 可避免刺激性药物对胃黏膜的刺激
C. 药物不受胃肠道酶的破坏
D. 只在肠道起局部治疗作用
E. 适于不宜或不愿口服给药的患者用药

117. 含剧毒药或刺激性药物应制成
A. 水丸
B. 浓缩丸
C. 糊丸
D. 蜡丸
E. 滴丸

118. 透皮贴剂的特点为
A. 能产生全身作用
B. 能产生局部治疗作用
C. 能维持恒定的血药浓度
D. 作用时间延长
E. 能减少给药次数

119. 颗粒剂的特点是
A. 吸收、奏效较快
B. 服用携带方便
C. 表面积大,质量不稳定
D. 服用剂量较小
E. 制备工艺适合大生产

120. 秦皮中产生荧光的结晶物质是
A. 秦皮甲素
B. 鞣质
C. 甘露醇
D. 生物碱
E. 秦皮乙素

参 考 答 案

1. E	2. A	3. B	4. B	5. A	6. C	7. D	8. E	9. E	10. C
11. E	12. B	13. E	14. E	15. D	16. E	17. C	18. C	19. C	20. B
21. D	22. C	23. C	24. E	25. A	26. E	27. B	28. B	29. A	30. B
31. E	32. B	33. C	34. A	35. D	36. C	37. C	38. B	39. D	40. C
41. B	42. A	43. D	44. C	45. B	46. A	47. A	48. B	49. D	50. E
51. D	52. A	53. E	54. B	55. A	56. B	57. E	58. C	59. A	60. B
61. E	62. C	63. D	64. E	65. D	66. C	67. A	68. E	69. D	70. C
71. B	72. D	73. B	74. C	75. B	76. D	77. C	78. B	79. D	80. C
81. C	82. A	83. E	84. C	85. D	86. A	87. B	88. C	89. D	90. E
91. E	92. C	93. E	94. B	95. B	96. D	97. A	98. A	99. C	100. D

101. ABC	102. AD	103. ABCDE	104. ABD	105. ABCDE
106. BD	107. ACE	108. ABE	109. ABDE	110. AC
111. ABCDE	112. ACD	113. BCDE	114. ABDE	115. ACDE
116. ABCE	117. CD	118. ABCDE	119. ABDE	120. AE

试卷标识码：

国家执业药师资格考试

中药学专业知识（一）
押题秘卷（三）

考生姓名：_____

准考证号：_____

考　　点：_____

考　场　号：_____

一、A 型题（单句型最佳选择题）

答题说明

以下每一道考题下面有 A、B、C、D、E 五个备选答案。请从中选择一个最佳答案。

1. 能减轻或消除毒副作用的配伍是
   A. 相恶
   B. 相杀
   C. 相须
   D. 相反
   E. 相使

2. 来源于马尾藻科的药材是
   A. 猪苓
   B. 灵芝
   C. 松萝
   D. 茯苓
   E. 海藻

3. 党参在采收加工时应
   A. 低温干燥
   B. 蒸透心，敞开低温干燥
   C. 发汗后再晒干或烘干
   D. 干燥过程中要搓揉，使皮、肉紧贴
   E. 阴干

4. 试卷附图中，图 1 身体的狭长部位实质上是
   A. 头部
   B. 中腹部
   C. 前腹部
   D. 尾部
   E. 后腹部

5. 企边桂取材为
   A. 5~6 年生幼树的干皮
   B. 10 年生以上树的干皮
   C. 7~8 年生幼树的干皮
   D. 3~5 年生幼树的粗枝皮
   E. 老年树最下部近地面的干皮

6. 试卷附图中，来源于棕榈科的植物是
   A. 图 2
   B. 图 3
   C. 图 4
   D. 图 5
   E. 图 6

7. 马桑具有消化道与中枢神经系统毒性，其主要毒性物基础是
   A. 强心苷
   B. 黄酮苷
   C. 氰苷
   D. 生物碱
   E. 马桑内酯

8. 能产生溶血现象的化学物质有
   A. 黄酮
   B. 香豆素
   C. 皂苷
   D. 挥发油
   E. 生物碱

9. 满山红的质量控制成分为
   A. 芦丁
   B. 杜鹃素
   C. 麻黄碱
   D. 大黄素甲醚
   E. 槲皮素

10. 下列关于五倍子鞣质说法正确的是
    A. 结构基本单元为黄烷-3-醇
    B. 不能水解，但可缩合生成"鞣红"
    C. 水解产物为没食子酸和糖或多元醇
    D. 水解产物为没食子酸和其他酸

E. 不含酯键和苷键

11. 绿原酸分子结构中含有的结构单元是
    A. 一分子大黄酸
    B. 一分子胆酸
    C. 一分子咖啡酸
    D. 一分子甲酸
    E. 一分子乙酸

12. 马兜铃的功效是
    A. 消痰下气,平肝镇惊
    B. 润肺下气,止咳化痰
    C. 泻肺平喘,利水消肿
    D. 清肺化痰,止咳平喘,清肠疗痔
    E. 清宣肺气,清肠通便

13. 《本草纲目拾遗》新增的药物数是
    A. 921种
    B. 730种
    C. 716种
    D. 850种
    E. 365种

14. 与所疗疾病的寒热性质相反的药性是
    A. 四气
    B. 五味
    C. 归经
    D. 升降浮沉
    E. 有毒无毒

15. 羌活散风寒,主治风寒湿邪客于足太阳经,其主要归经为
    A. 三焦经
    B. 大肠经
    C. 心包经
    D. 膀胱经
    E. 脾经

16. 能协调诸药调和药味的是
    A. 佐助药
    B. 君药
    C. 佐制药
    D. 调和药
    E. 引经药

17. 《中华人民共和国药典》规定测定斑蝥中斑蝥素的含量用
    A. 气相色谱法
    B. 高效液相色谱法
    C. 薄层扫描法
    D. 分光光度法
    E. 酸碱滴定法

18. 冬虫夏草的采收时间为
    A. 春天
    B. 夏初
    C. 秋天
    D. 冬季
    E. 全年均可

19. 功能疏散退热、疏肝解郁、升阳举陷的药物是
    A. 葛根
    B. 柴胡
    C. 升麻
    D. 薄荷
    E. 香附

20. 下列为酯树脂类中药材的是
    A. 乳香
    B. 血竭
    C. 没药
    D. 阿魏
    E. 松香

21. 体轻,能浮于水面,气微,味淡的是
    A. 猪苓

B. 海藻
C. 茯苓
D. 灵芝
E. 冬虫夏草

22. 赭石煅淬所用的辅料是
   A. 醋
   B. 酒
   C. 盐水
   D. 黄连水
   E. 米泔水

23. 不用作煨制辅料的是
   A. 麦麸
   B. 蛤粉
   C. 滑石粉
   D. 纸
   E. 面粉

24. 服用洋金花,次日可引起口干、视物模糊等症状,此属于
   A. 副作用
   B. 毒性反应
   C. 变态反应
   D. 特异质反应
   E. 后遗效应

25. 对下丘脑-垂体-甲状腺轴功能有兴奋作用的药物是
   A. 黄连
   B. 柴胡
   C. 石膏
   D. 肉桂
   E. 知母

26. 下列不属于中药毒性成分的是
   A. 强心苷
   B. 马桑内酯
   C. 氰苷
   D. 小檗碱
   E. 铅

27. 微球属于靶向制剂的类型是
   A. 主动靶向
   B. 被动靶向
   C. 物理化学靶向
   D. 磁性靶向
   E. 热敏感靶向

28. 发挥全身作用的栓剂在直肠中最佳的用药部位为
   A. 接近直肠上静脉
   B. 接近直肠下静脉
   C. 接近肛门括约肌
   D. 肛门内2cm处
   E. 接近直肠上、中、下静脉

29. 肠溶胶囊崩解时限检查时应
   A. 先在浓盐酸溶液中检查2小时
   B. 先在浓盐酸溶液中检查1小时
   C. 先在磷酸盐缓冲液(pH 6.8)中检查1小时
   D. 先在盐酸溶液(9→1000)中检查2小时
   E. 先在磷酸盐缓冲液(pH 6.8)中检查2小时

30. 在下列制剂中疗效发挥最快的剂型是
   A. 蜜丸
   B. 水丸
   C. 滴丸
   D. 糊丸
   E. 浓缩丸

31. 亚硫酸氢钠在注射液中的作用是
   A. 抑菌剂
   B. 助悬剂
   C. 止痛剂
   D. 乳化剂
   E. 抗氧剂

32. 二氢黄酮醇类化合物的颜色多是
    A. 黄色
    B. 淡黄色
    C. 红色
    D. 紫色
    E. 无色

33. 黄柏中的主要有效成分是
    A. 药根碱
    B. 黄连碱
    C. 小檗碱
    D. 黄酮
    E. 木兰碱

34. 天麻的性状特征是
    A. 角质样,半透明;气微,味甘
    B. 质坚实,断面较平整,略呈角质样;气微,味微苦涩
    C. 质坚实,不易折断,断面黑色,微有光泽;气特异似焦糖,味甘、微苦
    D. 质坚实,断面白色或灰白色,显粉性;气芳香,味辛、微苦
    E. 体重,质坚实,断面灰绿色、黄绿色或灰白色;气微,味苦回甜

35. 芦荟苷属于
    A. 醇苷
    B. 酚苷
    C. 氧苷
    D. 硫苷
    E. 碳苷

36. 属于次生苷的是
    A. 红景天苷
    B. 野樱苷
    C. 苦杏仁苷
    D. 芦荟苷
    E. 天麻苷

37. 麻黄碱不具有的性质是
    A. 具旋光性
    B. 有类似肾上腺素样活性
    C. 有手性
    D. 与三氯化铁试剂显阳性反应
    E. 碱性强于甲基麻黄碱

38. 下列指标中,"中蜜"的炼制标准是
    A. 蜜温105℃~115℃,含水量17%~20%,相对密度1.35左右
    B. 蜜温105℃~115℃,含水量10%以下,相对密度1.40左右
    C. 蜜温116℃~118℃,含水量18%,相对密度1.35左右
    D. 蜜温116℃~118℃,含水量14%~16%,相对密度1.37左右
    E. 蜜温119℃~122℃,含水量10%以下,相对密度1.40左右

39. 红丹的主要成分是
    A. 氧化铁
    B. 氧化铅
    C. 五氧化二磷
    D. 四氧化二铁
    E. 四氧化三铅

40. 下列关于生物利用度的叙述,错误的是
    A. 生物利用度系指制剂中药物被吸收进入血液的速度和程度
    B. 试验制剂与参比制剂血药浓度-时间曲线下面积的比值,为相对生物利用度
    C. AUC可全面反映药物生物利用度
    D. 常用达峰时间(t_{max})来比较制剂间的吸收快慢
    E. 当参比制剂为静脉注射剂时,其血药浓度-时间曲线下面积的比值称为绝对生物利用度

二、B型题（标准配伍题）

答题说明

以下提供若干组考题,每组考题共用在考题前列出的A、B、C、D、E五个备选答案。请从中选择一个与问题关系最密切的答案。某个备选答案可能被选择一次、多次或不被选择。

(41~44题共用备选答案)

A. 橙黄色
B. 灰黄~黄色
C. 浅黄色
D. 黄~橙黄色
E. 无色

41. 黄酮醇及其苷类多显
42. 异黄酮呈现
43. 二氢黄酮多显
44. 查耳酮呈现

(45~48题共用备选答案)

A. 煎煮法
B. 浸渍法
C. 渗漉法
D. 水蒸气蒸馏法
E. 压榨法

45. 适用于黏性药材的浸提方法是
46. 适用于湿、热较稳定的药材的浸提方法是
47. 消耗溶剂量大、费时长、操作麻烦的浸提方法是
48. 含挥发油的药物提取的方法是

(49~51题共用备选答案)

A. 粗粉
B. 中粉
C. 细粉
D. 最细粉
E. 极细粉

49. 一般内服散剂要求
50. 儿科用散剂要求
51. 局部用散剂要求

(52~55题共用备选答案)

A. 煎膏剂
B. 酒剂
C. 酊剂
D. 流浸膏剂
E. 浸膏剂

52. 药材用适宜的溶剂提取,蒸去部分溶剂,调整浓度至1mL相当于饮片1g标准的液体制剂是
53. 药材用蒸馏酒浸提制得的澄明液体制剂是
54. 药材用适宜溶剂提取,蒸去全部溶剂,调整浓度至每1g相当于饮片或天然药物2~5g标准的制剂是
55. 药材用水煎煮,去渣浓缩后,加炼糖或炼蜜制成的半流体制剂是

(56~59题共用备选答案)

A. 图7
B. 图8
C. 图9
D. 图10
E. 图11

56. 试卷附图中,需胆巴水泡后,煮透心,纵切片的是
57. 试卷附图中,需胆巴水浸后,煮透心,去外皮后纵切片的是
58. 试卷附图中,需在沸水中略烫的是
59. 试卷附图中,需刮去粗皮,加工成卵圆形或圆柱形,或切成厚片干燥的是

(60~63题共用备选答案)

A. 甘油
B. 尼泊金
C. 二氧化钛
D. 琼脂
E. 胭脂红

60. 硬胶囊壳生产中常用的防腐剂是
61. 硬胶囊壳生产中常用的增塑剂是
62. 硬胶囊壳生产中常用的遮光剂是
63. 硬胶囊壳生产中常用的增稠剂是

(64~66题共用备选答案)
A. 增效
B. 增毒
C. 减毒
D. 纠性
E. 减效

64. 相须、相使表示
65. 相畏、相杀表示
66. 相恶表示

(67~69题共用备选答案)
A. 相须
B. 相反
C. 相恶
D. 相畏
E. 相杀

67. 附子配甘草属
68. 石膏配知母属
69. 人参配莱菔子属

(70~72题共用备选答案)
A. 心经
B. 肺经
C. 肝经
D. 肾经
E. 脾经

70. 黄芩、桑白皮主要归经为
71. 龙胆、夏枯草主要归经为
72. 苏子、白前主要归经为

(73~75题共用备选答案)
A. 升降浮沉
B. 四气
C. 归经

D. 五味
E. 有毒无毒

73. 依据病势选药的药性是
74. 依据病位选药的药性是
75. 依据病性选药的药性是

(76~78题共用备选答案)
A. 850种
B. 1892种
C. 365种
D. 1742种
E. 730种

76. 《本草经集注》记载的药味数为
77. 《本草纲目》记载的药味数为
78. 《新修本草》记载的药味数为

(79~82题共用备选答案)
A. 副作用
B. 毒性反应
C. 变态反应
D. 依赖性
E. 特异质反应

79. 服用罂粟壳,停药后出现戒断症状属
80. 甘遂有致畸作用属
81. 洋金花可致突变属
82. 牡蛎可引起过敏性腹泻属

(83~85题共用备选答案)
A. 厚朴
B. 牡丹皮
C. 杜仲
D. 合欢皮
E. 桑白皮

83. 外表灰棕或灰褐色,皮孔斜方形的是
84. 外表灰棕色或灰褐色,有明显的椭圆形皮孔的是
85. 外表面灰棕色,常附有地衣斑,有棕色椭圆形横向皮孔的是

三、C型题（综合分析选择题）

答题说明

以下提供若干个案例，每个案例下设若干个考题。每一道考题下面有A、B、C、D、E五个备选答案。请从中选择一个最佳答案。

(86~88题共用题干)

丸剂作为中药传统剂型之一，始载于《五十二病方》。此外，《神农本草经》《太平惠民和剂局方》《金匮要略》《伤寒杂病论》等古典医籍中亦早有丸剂品种、剂型理论、辅料、制法及应用等方面的记载。丸剂丰富的辅料和包衣材料，使其临床应用广泛。入水丸取其易化、糊丸取其迟化、蜡丸取其难化等可满足不同的治疗需求。随着医学和制药工业的不断发展，丸剂的新工艺、新技术、新辅料等也有较快的发展。

86. 下列不是中药丸剂特点的是
  A. 作用缓和持久
  B. 可掩盖药物不良嗅味
  C. 可减少药物毒副作用
  D. 服用剂量小
  E. 可用多种辅料制备

87. 下列有关制蜜丸所用蜂蜜炼制目的的叙述，错误的是
  A. 除去水分
  B. 除去杂质
  C. 改变药性
  D. 增加黏性
  E. 杀死微生物、破坏酶

88. 下列关于滴丸的特点，叙述错误的是
  A. 起效迅速，生物利用度高
  B. 生产车间无粉尘
  C. 使液体药物固体化
  D. 生产工序少，生产周期短
  E. 载药量大

(89~91题共用题干)

一味果实类中药来源于木兰科，呈不规则的球形或扁球形，直径5~8mm。表面红色、紫红色或暗红色，皱缩，显油润。

89. 这味药材是
  A. 五味子
  B. 乌梅
  C. 金樱子
  D. 山茱萸
  E. 枸杞子

90. 这味药材的主产地是
  A. 江苏、浙江
  B. 江西、湖南
  C. 吉林、辽宁
  D. 云南、广西
  E. 新疆、西藏

91. 这味药材性状特征描述不正确的是
  A. 有的表面呈黑红色或出现"白霜"
  B. 果肉柔软
  C. 种子1~2，肾形
  D. 果肉气微，味酸
  E. 种子破碎后，气微，味甘

(92~94题共用题干)

某药材为无色透明或白色半透明的片状松脆结晶，气清香，味辛、凉。

92. 该药材为
  A. 儿茶
  B. 青黛
  C. 海金沙
  D. 冰片
  E. 五倍子

93. 该药材来源于樟科植物樟的新鲜枝、叶经提取加工制成，其主产地为
  A. 福建
  B. 河北
  C. 湖南

D. 江苏
E. 广东

94. 该药材燃烧时的特征是
    A. 点燃发生浓烟,有带光的火焰
    B. 有紫红色烟雾发生
    C. 初则迸裂,随即融化膨胀起泡似珠,无毛、肉焦臭,无火焰或火星出现
    D. 冒烟呛鼻,有苯甲酸样香气
    E. 燃烧时发生爆鸣声且有闪光

(95~98题共用题干)

软膏剂应均匀、细腻,具有适当的黏稠性,易涂布于皮肤或黏膜上,无刺激性。

95. 以凡士林为基质的软膏剂中常加入羊毛脂是为了
    A. 调节黏度
    B. 改善吸水性
    C. 增强涂展性
    D. 降低基质熔点
    E. 促进药物的吸收

96. 主要调剂软膏稠度的基质是
    A. 液状石蜡
    B. 硅油
    C. 凡士林
    D. 羊毛脂
    E. 甘油明胶

97. 适用于制备保护性软膏的基质是
    A. 硅酮
    B. 烃类基质
    C. 油脂类基质
    D. 水溶性基质
    E. 类脂类基质

98. 下列属于软膏剂烃类基质的是
    A. 硅酮
    B. 卡波姆
    C. 甘油明胶
    D. 凡士林
    E. 纤维素衍生物

(99~100题共用题干)

有一味矿物类中药其主要成分是Fe_2O_3。

99. 此味矿物类中药是
    A. 石膏
    B. 滑石
    C. 朱砂
    D. 炉甘石
    E. 赭石

100. 此味矿物类中药饮片的炮制方法是
    A. 清炒
    B. 蒸
    C. 煅
    D. 麸炒
    E. 炙

四、X型题 (多项选择题)

答题说明

以下每一道考题下面有A、B、C、D、E五个备选答案。请从中选择二个或二个以上的正确答案。

101. 下列选项哪些为藻菌地衣类中药的共同特点
    A. 均为低等植物
    B. 均为高等植物
    C. 有中柱
    D. 单细胞或多细胞的叶状体或菌丝体
    E. 无根、茎、叶的分化

102. 下列属"消法"范畴的有
    A. 消导食积
    B. 消痞化癥
    C. 消痰逐水
    D. 消疳杀虫
    E. 消疮散痈

103. 在开花时采收的药材有
    A. 荆芥
    B. 麻黄
    C. 香薷
    D. 绵茵陈
    E. 益母草

104. 下列哪些中药属于"怀药"
    A. 地黄
    B. 牛膝
    C. 山药
    D. 菊花
    E. 细辛

105. 叶类中药材的药用部位包括
    A. 单叶
    B. 带有花和果实的枝条
    C. 带有嫩枝的叶
    D. 带有根的全草
    E. 复叶的小叶

106. 下列哪些特征是茯苓和猪苓的共同点
    A. 来源于多孔菌科
    B. 菌核入药
    C. 断面平坦，细腻
    D. 体重质坚
    E. 粉末鉴别中都有草酸钙结晶

107. 辛夷的植物来源有
    A. 武当玉兰
    B. 凹叶厚朴
    C. 望春花
    D. 厚朴
    E. 玉兰

108. 影响中药药理作用的机体因素包括
    A. 体质
    B. 性别
    C. 年龄
    D. 遗传
    E. 身高

109. 条痕色为白色的药材有
    A. 自然铜
    B. 芒硝
    C. 滑石
    D. 朱砂
    E. 雄黄

110. 下列有关煅淬法的叙述，正确的是
    A. 将药物按明煅法煅至红透，立即投入规定的液体辅料中骤然冷却的方法
    B. 将药物在高温缺氧条件下煅烧成炭
    C. 常用的辅料为醋、酒、药汁等
    D. 使药物质地酥脆，易于粉碎
    E. 利于有效成分的煎出

111. 质量控制为生物碱的药材是
    A. 川乌
    B. 厚朴
    C. 麻黄
    D. 苦参
    E. 黄连

112. 不宜制成缓释制剂的药物有
    A. 生物半衰期小于1小时或大于24小时的药物
    B. 单服剂量大于1g的药物
    C. 生物半衰期短且需频繁给药的药物
    D. 药效剧烈、溶解度小、吸收无规律或吸收差或吸收易受影响的药物
    E. 在肠中需在特定部位主动吸收的药物

113. 银杏总黄酮主要作用有
    A. 扩张冠脉
    B. 抗病毒
    C. 抗感染
    D. 止痛

E. 增加脑血流量

114. 虎杖含量测定的指标性成分为
A. 大黄素
B. 大黄酚
C. 大黄酸
D. 大黄素葡萄糖苷
E. 虎杖苷

115. 下列关于液体制剂的叙述,正确的有
A. 溶液剂分散相粒径一般小于1nm
B. 高分子溶液分散相粒径一般在1~100nm之间
C. 混悬剂分散相微粒的粒径一般在500nm以上
D. 乳浊液药剂属均相分散体系
E. 混悬型药剂属非均相分散体系

116. 不得添加抑菌剂的注射剂有
A. 肌内注射液
B. 静脉输液
C. 硬膜外注射液
D. 脑内注射液
E. 椎管内注射液

117. 双子叶植物与单子叶植物根茎的区别
A. 双子叶植物根茎有木栓层,而单子叶植物根茎无木栓层或仅具较薄的栓化组织
B. 双子叶植物根茎最外层为表皮,而单子叶植物根茎最外层为周皮
C. 双子叶植物根茎形成层环纹明显,而单子叶植物根茎内皮层环纹明显
D. 双子叶植物根茎有髓部,而单子叶植物根茎无髓部
E. 双子叶植物根茎横切面有放射状结构,单子叶植物根茎横切面无放射状结构

118. 含砷的中药材有
A. 信石
B. 雄黄
C. 赭石
D. 石膏
E. 芒硝

119. 中药药理作用的特点包括
A. 一致性
B. 差异性
C. 多样性
D. 双向性
E. 复杂性

120. Feigl反应的试剂包括
A. 碱
B. 甲醛
C. 邻二硝基苯
D. 醋酸镁
E. 丙二酸酯

参 考 答 案

1. B	2. E	3. D	4. E	5. B	6. A	7. E	8. C	9. B	10. C
11. C	12. D	13. C	14. A	15. D	16. D	17. B	18. B	19. B	20. B
21. A	22. A	23. B	24. E	25. D	26. D	27. B	28. D	29. D	30. C
31. E	32. E	33. C	34. A	35. E	36. B	37. D	38. D	39. E	40. C
41. B	42. C	43. E	44. D	45. B	46. A	47. C	48. D	49. C	50. D
51. D	52. D	53. B	54. E	55. A	56. C	57. D	58. E	59. A	60. B
61. A	62. C	63. D	64. A	65. C	66. E	67. D	68. A	69. C	70. B
71. C	72. B	73. A	74. C	75. B	76. E	77. B	78. A	79. D	80. B
81. B	82. C	83. C	84. A	85. D	86. D	87. C	88. E	89. A	90. C
91. E	92. D	93. C	94. A	95. B	96. A	97. B	98. D	99. E	100. C

101. ADE 102. ABCDE 103. ACE 104. ABCD 105. ACE
106. AB 107. ACE 108. ABCD 109. BC 110. ACDE
111. ACDE 112. ABDE 113. AE 114. AE 115. ABCE
116. BCDE 117. ACDE 118. AB 119. ABCDE 120. ABC

国家执业药师资格考试

中药学专业知识（一）
押题秘卷（四）

考生姓名：_____

准考证号：_____

考　　点：_____

考场号：_____

一、A 型题（单句型最佳选择题）

答题说明

以下每一道考题下面有 A、B、C、D、E 五个备选答案。请从中选择一个最佳答案。

1. 总结 16 世纪以前本草学知识的著作是
   A.《本草经集注》
   B.《新修本草》
   C.《本草纲目》
   D.《经史证类备急本草》
   E.《本草纲目拾遗》

2. 酒炒可使药性转化为
   A. 藏
   B. 沉
   C. 降
   D. 收
   E. 升

3. 既属于中医辨证学分类，又属于中医治疗学分类的内容是
   A. 对症功效
   B. 对六经功效
   C. 对三焦功效
   D. 对因功效
   E. 对现代病证功效

4. 解表药的药味多
   A. 苦
   B. 咸
   C. 甘
   D. 酸
   E. 辛

5. 何首乌的炮制可采用
   A. 清蒸
   B. 黑豆汁蒸
   C. 酒蒸
   D. 醋蒸
   E. 酒醋共蒸

6. 炒炭止血的药是
   A. 羌活
   B. 桂枝
   C. 防风
   D. 荆芥
   E. 白芷

7. 老人体虚便秘，饮食停滞，胸腹胀痛宜选用
   A. 生大黄
   B. 熟大黄
   C. 醋大黄
   D. 酒大黄
   E. 清宁片

8. 下列关于采收时间说法错误的是
   A. 桑叶宜在光合作用旺盛期采收
   B. 山茱萸经霜变红时采收
   C. 龟甲全年可采收
   D. 鸡血藤宜在秋、冬两季采收
   E. 厚朴一般在春末夏初采收

9. 东北三省的道地药材称为
   A. 浙药
   B. 关药
   C. 怀药
   D. 贵药
   E. 云药

10.《中华人民共和国药典》规定，皮类饮片的丝宽为
   A. 1～2mm
   B. 1～3mm

C. 2~3mm
D. 2~4mm
E. 3~4mm

11. 《中华人民共和国药典》水蛭的质量控制采用的是
A. 传统经验鉴别法
B. 纯度检查法
C. 生物效价检查法
D. 化学成分定性分析法
E. 化学成分定量分析法

12. 含有雌二醇发挥雌激素作用的中药是
A. 补骨脂
B. 鹿茸
C. 人参
D. 白术
E. 杜仲

13. 有明显的祛痰作用的药物是
A. 川芎
B. 白及
C. 蒲黄
D. 三七
E. 桔梗

14. 利水渗湿药的药理作用不包括
A. 利尿
B. 利胆
C. 调节免疫功能
D. 抗肿瘤
E. 强心

15. 试卷附图中,来源于姜科的植物是
A. 图1
B. 图2
C. 图3
D. 图4
E. 图5

16. 近边缘1~4mm处有一条棕黄色隆起的木质部环纹或条纹的药材是
A. 狗脊
B. 绵马贯众
C. 大黄
D. 何首乌
E. 牛膝

17. 桑寄生的药用部位是
A. 带叶茎枝
B. 根皮
C. 地上部分
D. 叶
E. 藤茎

18. 厚朴的药用部位为
A. 干皮、枝皮和根皮
B. 干皮
C. 枝皮
D. 枝皮和干皮
E. 根皮

19. 气微,味微酸、苦、涩的药材是
A. 罗布麻叶
B. 番泻叶
C. 大青叶
D. 淡竹叶
E. 侧柏叶

20. 常皱缩成条状,花萼呈筒状,表面微具毛茸,花冠呈喇叭状的药材为
A. 槐花
B. 红花
C. 蒲黄
D. 款冬花
E. 洋金花

21. 呈类球形或扁球形,果核坚硬,表面凹凸不平的药材为

A. 枳壳
B. 金樱子
C. 五味子
D. 乌梅
E. 瓜蒌

D. 破裂
E. 酸败

27. 不含药材原粉的口服制剂,每克含需氧菌总数不得超过
A. 100cfu
B. 200cfu
C. 500cfu
D. 1000cfu
E. 2000cfu

22. 广藿香的加工方法为
A. 低温干燥
B. 晒干
C. 曝晒
D. 阴干
E. 日晒夜闷,反复至干

28. 用枸橼酸和碳酸氢钠作片剂崩解剂的机理的是
A. 膨胀作用
B. 毛细管作用
C. 湿润作用
D. 产气作用
E. 酶解作用

23. 试卷附图中,图6主产于
A. 四川、江苏
B. 广东、广西
C. 河北、江苏
D. 云南、黑龙江
E. 江苏、西藏

29. 现行《中华人民共和国药典》中规定,小蜜丸、水蜜丸和水丸全部溶散时间是
A. 应在15分钟内
B. 应在30分钟内
C. 应在1.5小时内
D. 应在2小时内
E. 应在1小时内

24. 冬虫夏草的主产地是
A. 山东、四川
B. 陕西、甘肃
C. 新疆、内蒙古
D. 江苏、浙江
E. 四川、青海、西藏

25. 应采用无菌操作法制备的是
A. 口服液
B. 粉针剂
C. 丸剂
D. 胶浆剂
E. 颗粒剂

30. 膜剂常用的成膜材料是
A. 甘油明胶
B. 聚乙二醇
C. 聚乙烯醇
D. 明胶
E. 甘油

26. 乳剂中分散相乳滴合并,且与连续相分离成不相混溶的两层液体的现象称
A. 分层
B. 絮凝
C. 转相

31. 属于两性生物碱的为
A. 巴马丁
B. 黄连碱
C. 吗啡
D. 可待因

E. 延胡索乙素

32. 中药丹参中用于治疗冠心病的醌类成分类型属于
   A. 苯醌类
   B. 萘醌类
   C. 菲醌类
   D. 蒽醌类
   E. 二蒽醌类

33. 区别7,8-呋喃香豆素和6,7-呋喃香豆素,可将其用热的氢氧化钠水溶液水解后,再进行下列哪种反应
   A. 醋酐-浓硫酸反应
   B. Molish反应
   C. 异羟肟酸铁反应
   D. Emerson反应
   E. 三氯化铁反应

34. 金银花抗菌的有效成分是
   A. 挥发油
   B. 绿原酸与异绿原酸
   C. 皂苷
   D. 黄酮类
   E. 肌醇

35. 树脂多为植物体内哪一类成分经过复杂的化学变化而形成
   A. 黄酮类
   B. 蒽醌类
   C. 生物碱类
   D. 挥发油类
   E. 木脂素类

36. 由矿物的成分和内部构造所决定的颜色是
   A. 本色
   B. 外色
   C. 假色
   D. 干涉色
   E. 表面色

37. 山慈菇苷属于
   A. 醇苷
   B. 酚苷
   C. 硫苷
   D. 酯苷
   E. 氰苷

38. 二氢黄酮醇类化合物的颜色多是
   A. 黄色
   B. 淡黄色
   C. 红色
   D. 紫色
   E. 无色

39. 能溶于酸水而且显红色的黄酮类化合物是
   A. 花色素
   B. 葛根素
   C. 槲皮素
   D. 槲皮素-7-O-葡萄糖苷
   E. 黄芩苷

40. 中药流浸膏每1mL相当于饮片
   A. 0.5g
   B. 1g
   C. 2g
   D. 5g
   E. 2~5g

二、B型题（标准配伍题）

答题说明

以下提供若干组考题,每组考题共用在考题前列出的 A、B、C、D、E 五个备选答案。请从中选择一个与问题关系最密切的答案。某个备选答案可能被选择一次、多次或不被选择。

(41～42题共用备选答案)
A. 苦参碱
B. 小檗碱
C. 汉防己甲素
D. 伪麻黄碱
E. 吗啡

41. 生物碱中其盐酸盐在水中溶解度较小的化合物是
42. 生物碱中其盐酸盐可溶于氯仿的化合物是

(43～46题共用备选答案)
A. 松萝
B. 桑螵蛸
C. 鹿茸
D. 斑蝥
E. 各种蛇类

43. 春秋采收的药材为
44. 清晨露水未干时捕捉的药材为
45. 深秋至次年三月中旬前采收的药材为
46. 5月中旬至7月下旬采收的药材为

(47～49题共用备选答案)
A. D-洋地黄毒糖
B. D-洋地黄糖
C. D-加拿大麻糖
D. L-鼠李糖
E. 葡萄糖

47. 属于2,6-二去氧糖甲醚的是
48. 属于6-去氧糖的是
49. 属于6-去氧糖甲醚的是

(50～53题共用备选答案)
A. 增强润肺止咳作用
B. 增强补脾益气作用
C. 长于缓和药性
D. 长于益气补中
E. 长于滋阴降火

50. 蜜炙枇杷叶
51. 蜜炙甘草
52. 蜜炙麻黄绒
53. 蜜炙黄芪

(54～57题共用备选答案)
A. 醋制元胡
B. 血余炭
C. 酒制大黄
D. 姜制半夏
E. 盐制杜仲

54. 可缓和其苦寒之性,免伤脾胃的是
55. 可增强补肾作用的是
56. 能增强入肝止痛作用的是
57. 能增强化痰止呕作用的是

(58～61题共用备选答案)
A. 耐热性
B. 不挥发性
C. 被吸附性
D. 水溶性
E. 可被强酸强碱破坏

58. 铬酸洗液处理输液瓶利用的是
59. 用活性炭处理利用的是
60. 250℃,30～45分钟加热法可破坏热原利用的是
61. 重蒸馏法制备注射用水利用的是

(62～65题共用备选答案)
A. 合剂
B. 口服液

C. 汤剂

D. 煎膏剂

E. 干浸膏

62. 我国应用最早的剂型是

63. 在汤剂基础上改进而成,具有浓度较高,剂量较小,便携的特点的剂型是

64. 合剂的单剂量灌装者称为

65. 制备时必须有炼糖工艺的剂型是

(66~69题共用备选答案)

A. 溶化

B. 软化

C. 变脆

D. 气化

E. 结晶

66. 吸湿性药物能使胶囊壁

67. 药物的水溶液能使胶囊壁

68. 易风化的药物能使胶囊壁

69. 药物的稀醇溶液能使胶囊壁

(70~71题共用备选答案)

A. 等渗溶液

B. 等张溶液

C. 低渗溶液

D. 高渗溶液

E. 胶体溶液

70. 与红细胞膜张力相等的溶液为

71. 冰点降低为 $-0.52℃$ 的溶液为

(72~73题共用备选答案)

A. 青黛

B. 海金沙

C. 五倍子

D. 儿茶

E. 冰片

72. 药用部位为叶上的虫瘿的是

73. 药用部位为经加工制得的粉末或团块的是

(74~77题共用备选答案)

A. 宁夏

B. 浙江

C. 河南

D. 福建

E. 安徽

74. 木瓜的主产地是

75. 牛膝的主产地是

76. 枸杞子的主产地是

77. 泽泻的主产地是

(78~81题共用备选答案)

A. 干燥心材

B. 含树脂的心材

C. 毛茛科

D. 豆科

E. 茜草科

78. 苏木的药用部位为

79. 鸡血藤来源于

80. 白芍来源于

81. 钩藤来源于

(82~85题共用备选答案)

A. 图7

B. 图8

C. 图9

D. 图10

E. 图11

82. 试卷附图中,有"罗盘纹"的是

83. 试卷附图中,气微,味苦而涩的是

84. 试卷附图中,具车轮纹的是

85. 试卷附图中,呈扭曲的卷筒状、槽状或板片状的是

三、C型题（综合分析选择题）

答题说明

以下提供若干个案例，每个案例下设若干个考题。每一道考题下面有A、B、C、D、E五个备选答案。请从中选择一个最佳答案。

(86~88题共用题干)

三七主根呈圆锥形或圆柱形,长1~6cm,直径1~4cm。表面灰褐色或灰黄色,有断续的纵皱纹和知根纹。顶端有茎痕,周围有瘤状突起。

86. 三七加工时剪下的芦头、支根、须根晒干后,其商品规格分别是
  A. 剪口、筋条、绒根
  B. 筋条、剪口、绒根
  C. 芦头、筋条、绒根
  D. 芦头、腿、须
  E. 根头、支根、须

87. 三七的气味为
  A. 气微,味苦
  B. 气微,味辛、辣
  C. 气香,味辛
  D. 气香,味苦、辛
  E. 气微,味苦而回甜

88. 药材三七的主产地是
  A. 黑龙江、吉林、辽宁
  B. 甘肃、山东
  C. 四川
  D. 云南、广西
  E. 浙江

(89~92题共用题干)

根据临床用药的需要,不同的药材需采用不同的方法炮制成不同的饮片,才能符合临床用药的要求。

89. 采用煮法制的药材是
  A. 人参
  B. 天麻
  C. 吴茱萸
  D. 白扁豆
  E. 天南星

90. 采用渗析法制霜的是
  A. 西瓜霜
  B. 芒硝
  C. 牵牛子
  D. 巴豆霜
  E. 六神曲

91. 不用煨法炮制的药材是
  A. 肉豆蔻
  B. 木香
  C. 草豆蔻
  D. 诃子
  E. 葛根

92. 朱砂的炮制方法是
  A. 水飞法
  B. 明煅法
  C. 煅淬法
  D. 煅后水飞法
  E. 扣锅煅法

(93~95题共用题干)

中药注射剂是指原料药物或与适宜的辅料制成的供注入体内的无菌制剂。

93. 下列关于注射剂的特点叙述错误的是
  A. 药效迅速,作用可靠
  B. 适用于不宜口服的药物
  C. 适用于不能口服给药的患者
  D. 可以产生定位定向的局部作用
  E. 较片剂使用方便

94. 减轻疼痛的附加剂称为止痛剂,有
  A. 三氯叔丁醇
  B. 苯甲醇
  C. 苯扎溴铵
  D. 甲酚
  E. 苯甲酸钠

95. 可作制药用水的是
    A. 注射用水、蒸馏水、饮用水
    B. 饮用水、蒸馏水
    C. 蒸馏水、饮用水、纯化水
    D. 纯化水、饮用水、灭菌的注射用水
    E. 灭菌的注射用水、蒸馏水、饮用水

(96~100题共用题干)

大黄呈类圆柱形、圆锥形、卵圆形或不规则块片状,长3~17cm,直径3~10cm。

96. 大黄微量升华物加碱显
    A. 黄色
    B. 碧蓝色
    C. 红色
    D. 橙色
    E. 暗紫色

97. 大黄刮去外皮时忌用
    A. 铁器
    B. 玻璃器皿
    C. 瓷器
    D. 木器
    E. 竹器

98. 大黄的气味是
    A. 气微,味微苦、涩
    B. 气清香,味苦微涩,嚼之粘牙,有沙粒感
    C. 气微,味微甜而稍苦涩
    D. 气特殊,味初微涩,渐苦而辛
    E. 气香,味微甘而苦涩

99. 大黄药材横切面的特点为
    A. 根有星点
    B. 根茎有星点
    C. 根和根茎有星点
    D. 根和根茎都无星点
    E. 除藏边大黄外,根茎均无星点

100. 大黄制成饮片,可以分为
    A. 4种
    B. 3种
    C. 5种
    D. 2种
    E. 1种

四、X型题(多项选择题)

答题说明

以下每一道考题下面有A、B、C、D、E五个备选答案。请从中选择二个或二个以上的正确答案。

101. 《本草经集注》的学术价值是
    A. 首创三品分类
    B. 整理补充《神农本草经》内容
    C. 首创自然属性分类
    D. 最早的药学专著
    E. 初步确立综合性本草的编写模式

102. 使药包含
    A. 制毒药
    B. 引经药
    C. 主攻药
    D. 辅助药
    E. 调和药

103. 下列哪些药材加工时不宜用水洗
    A. 薄荷
    B. 何首乌
    C. 木香
    D. 细辛
    E. 乌药

104. 属于单萜的是
    A. 薄荷脑
    B. 龙脑
    C. 香叶醇
    D. 青蒿素
    E. 栀子苷

105. 浙贝母的鉴别特征有
    A. 大贝为鳞茎外层单瓣肥厚的鳞叶
    B. 珠贝为完整的鳞茎,呈扁球形
    C. 表面类白色至淡黄白色
    D. 质硬,难折断
    E. 气微香,味微甜

106. 属于柴胡中原生苷的化合物是
    A. 柴胡皂苷 A
    B. 柴胡皂苷 C
    C. 柴胡皂苷 D
    D. 柴胡皂苷 E
    E. 柴胡皂苷 G

107. 乙型强心苷元的基本母核称为
    A. 海葱甾
    B. 蟾蜍甾
    C. 强心甾
    D. 强心甾烯
    E. 甾醇

108. 须用中火炒制的药物是
    A. 苍耳子
    B. 牛蒡子
    C. 炒山楂
    D. 白芥子
    E. 王不留行

109. 煅淬法常用的淬液有
    A. 蜜
    B. 药汁
    C. 酒
    D. 醋
    E. 盐水

110. 中药制剂剂型分类方法包括
    A. 按物态分类
    B. 按分散系统分类
    C. 按治疗作用分类
    D. 按给药途径和方法
    E. 按制备方法分类

111. 液体制剂的主要特点有
    A. 吸收快,作用较迅速
    B. 运输、携带方便
    C. 易控制药物浓度
    D. 便于分剂量和服用
    E. 稳定性较差

112. 下列属于茶剂的是
    A. 含糖块状茶剂
    B. 不含糖块状茶剂
    C. 袋装茶剂
    D. 浸提茶剂
    E. 煎煮茶剂

113. 软膏剂水溶性基质的特点是
    A. 易涂展,能吸收组织渗出液
    B. 对皮肤、黏膜无刺激性,可用于糜烂创面及腔道黏膜
    C. 一般释放药物较快
    D. 润滑作用较好
    E. 无油腻性,易洗除

114. 药剂制备过程中,可能污染微生物的因素有
    A. 原药材
    B. 药剂辅料
    C. 制药设备
    D. 包装材料
    E. 操作人员

115. 下列解表药具有抗变态反应作用的有
    A. 柴胡
    B. 菊花
    C. 升麻
    D. 麻黄
    E. 桂枝

116. 《中华人民共和国药典》规定细辛的植物来源是
   A. 北细辛
   B. 汉城细辛
   C. 华细辛
   D. 花脸细辛
   E. 南坪细辛

117. 下列关于川芎药材的性状特征描述正确的有
   A. 为不规则结节状拳形团块
   B. 表面黄褐色,粗糙皱缩,有多数平行隆起的轮节
   C. 质地脆,易折断
   D. 折断面散有黄棕色小油点,可见波状环纹
   E. 具有特异浓郁的香气,味苦、辛,稍有麻舌感,微回甜

118. 淫羊藿饮片的性状鉴别特征是
   A. 呈皱缩状
   B. 上表面绿色、黄绿色或浅黄色,下表面灰绿色
   C. 网脉明显,中脉及细脉凸出
   D. 边缘具黄色刺毛状细锯齿
   E. 表面浅黄色显油亮光泽,微有羊脂油气

119. 朱砂的性状特征有
   A. 条痕色黑色
   B. 触之手染成红色
   C. 质重而脆
   D. 气微,味淡
   E. 鲜红色或暗红色

120. 药材枳壳的性状特征是
   A. 呈半球形
   B. 外果皮可见颗粒状突起,突起的顶端有凹点状油室
   C. 有明显的花柱残迹或果梗痕
   D. 切面中果皮黄白色,边缘散有油室,质坚硬,不易折断
   E. 气清香,味苦、微酸

参 考 答 案

1. C	2. E	3. D	4. E	5. B	6. D	7. E	8. A	9. B	10. C
11. C	12. B	13. E	14. E	15. E	16. A	17. A	18. A	19. C	20. E
21. D	22. E	23. C	24. E	25. B	26. D	27. D	28. D	29. E	30. C
31. C	32. C	33. D	34. B	35. D	36. A	37. D	38. E	39. A	40. B
41. B	42. D	43. E	44. D	45. B	46. C	47. C	48. D	49. B	50. A
51. B	52. C	53. D	54. C	55. E	56. B	57. D	58. E	59. C	60. A
61. B	62. C	63. A	64. B	65. D	66. C	67. A	68. B	69. A	70. B
71. A	72. C	73. A	74. E	75. C	76. A	77. D	78. A	79. D	80. C
81. E	82. D	83. C	84. B	85. A	86. A	87. E	88. D	89. C	90. A
91. C	92. A	93. E	94. A	95. D	96. C	97. A	98. B	99. B	100. A

101. BCE   102. BE   103. ACD   104. ABCE   105. ABC
106. ABCD   107. AB   108. ACE   109. BCD   110. ABDE
111. ACDE   112. ABCE   113. ABCE   114. ABCDE   115. DE
116. ABC   117. ABDE   118. BCDE   119. CDE   120. ABCDE

试卷标识码:

国家执业药师资格考试

中药学专业知识（一）
押题秘卷（五）

考生姓名：＿＿＿＿＿＿

准考证号：＿＿＿＿＿＿

考　　点：＿＿＿＿＿＿

考 场 号：＿＿＿＿＿＿

一、A 型题（单句型最佳选择题）

答题说明

以下每一道考题下面有 A、B、C、D、E 五个备选答案。请从中选择一个最佳答案。

1. 成书于宋代,具有极高的学术价值和文献价值的是
   A.《本草纲目》
   B.《新修本草》
   C.《本草经集注》
   D.《证类本草》
   E.《中华本草》

2. 具有升浮与沉降二向性的药是
   A. 鹤草芽
   B. 胖大海
   C. 天花粉
   D. 蔓荆子
   E. 马齿苋

3. 既指药物的不良作用,又指药物偏性的性能是
   A. 七情
   B. 毒性
   C. 四气
   D. 五味
   E. 归经

4. 体现处方主攻方向的是
   A. 君药
   B. 使药
   C. 臣药
   D. 佐药
   E. 助药

5. 试卷附图中,具膜质鳞叶的药材是
   A. 图1
   B. 图2
   C. 图3
   D. 图4
   E. 图5

6. 以动物病理产物入药的药材是
   A. 珍珠
   B. 蝉蜕
   C. 石决明
   D. 牡蛎
   E. 五灵脂

7. 对矿物类药材鉴别最具有鉴别意义的是
   A. 本色
   B. 假色
   C. 外色
   D. 条痕色
   E. 投射色

8. 化学成分主要为碳酸锌的药材是
   A. 朱砂
   B. 赭石
   C. 石膏
   D. 炉甘石
   E. 自然铜

9. 试卷附图中,图6的加工方法为
   A. 阴干
   B. 晒干
   C. 低温干燥
   D. 沸水中略烫,晒干
   E. 置沸水中烫至外皮灰白色,对半剖开,晒干

10. 活血化瘀药改善血液流变学与抗血栓形成有关。下列中药的抗血栓作用与减少静脉壁白细胞黏附、抑制红细胞聚集、加速红细

胞电泳速度、降低血小板黏附率、降低血液黏度相关的是
A. 川芎
B. 丹参
C. 红花
D. 郁金
E. 乳香

11. 具有抗感染作用,用于治疗胃溃疡的活性成分是
A. 人参皂苷
B. 甘草皂苷和甘草次酸
C. 薯蓣皂苷元
D. 羽扇豆烷醇
E. 齐墩果酸

12. 芒硝性味为
A. 苦,寒
B. 甘,寒
C. 咸、苦,寒
D. 辛,寒
E. 辛,热

13. 金钱草的主产地是
A. 浙江
B. 广东
C. 湖南
D. 四川
E. 河南

14. 地骨皮来源于
A. 桑科植物桑的根皮
B. 五加科植物细柱五加的根皮
C. 萝藦科植物杠柳的根皮
D. 茄科植物枸杞和宁夏枸杞的根皮
E. 木犀科植物白蜡树的根皮

15. 叶片下表面密被黄色绒毛,叶柄被棕黄色绒毛,革质而脆的药材是

A. 侧柏叶
B. 枇杷叶
C. 罗布麻叶
D. 大青叶
E. 石韦

16. 气微,味甜,嚼之有黏性的药材为
A. 山药
B. 知母
C. 党参
D. 川贝母
E. 黄精

17. 常2~3个花序连在一起,苞片外表面紫红色或淡红色,内表面密被白色絮状茸毛的中药材是
A. 金银花
B. 辛夷
C. 洋金花
D. 款冬花
E. 西红花

18. 先端钝尖,基部楔形,边缘具钝锯齿;蒴果长圆形,常3裂的是
A. 紫花地丁
B. 鱼腥草
C. 肉苁蓉
D. 车前草
E. 蒲公英

19. 根呈圆柱形,略扁,表面有扭曲的纵纹,断面皮部呈墨绿色或棕色的中药材是
A. 胡黄连
B. 巴戟天
C. 茜草
D. 续断
E. 玄参

20. 下列关于中药剂型按制法分类叙述正确的是
   A. 将剂型分为固体剂型、半固体剂型、液体剂型和气体剂型
   B. 剂型可分为真溶液型制剂、胶体溶液型制剂、乳浊液型制剂和混悬液型制剂等
   C. 将剂型分为经胃肠道给药剂型和不经胃肠道给药剂型
   D. 将剂型分为浸出制剂和灭菌制剂等
   E. 将剂型分为注射给药剂型、呼吸道给药剂型、皮肤及黏膜给药剂型

21. 下列关于合剂的特点与要求的叙述,不正确的是
   A. 含挥发性成分的饮片宜先提取挥发性成分,再与余药共同煎煮
   B. 若加蔗糖,除另有规定外,含蔗糖量应不高于20%(g/mL)
   C. 应澄清,在贮存期间不得有发霉、酸败、异物、变色、产生气体或其他变质现象,不允许有沉淀
   D. 根据需要可加入适宜的附加剂
   E. 应密封,置阴凉处贮存

22. 属阳离子型表面活性剂的是
   A. 月桂醇硫酸钠
   B. 十二烷基苯磺酸钠
   C. 新洁尔灭
   D. 硫酸化蓖麻油
   E. 司盘20

23. 调节注射液渗透压的常用附加剂是
   A. 亚硫酸钠
   B. 氯化钠
   C. 甲酚醛树脂
   D. 氢氧化钠
   E. 聚山梨酯80

24. 不检查溶散时限的丸剂是
   A. 大蜜丸
   B. 小蜜丸
   C. 水蜜丸
   D. 浓缩丸
   E. 糊丸

25. 适宜当作可溶片或泡腾片润滑剂的是
   A. 甘露醇
   B. 聚乙二醇
   C. 硬脂酸镁
   D. 微粉硅胶
   E. 滑石粉

26. 植物类药材纤维鉴定时,加稀醋酸不溶解,加稀盐酸溶解而无气泡发生的后含物是
   A. 碳酸钙结晶
   B. 硅质块
   C. 草酸钙结晶
   D. 糊粉粒
   E. 淀粉粒

27. 下列何种制剂常用于滋补
   A. 胶囊
   B. 汤剂
   C. 软膏剂
   D. 煎膏剂
   E. 乳剂

28. 表面活性剂能显著降低界面张力,是因为分子结构中含有
   A. 亲水基团
   B. 亲油基团
   C. 亲水基和亲油基
   D. 离子
   E. 非离子型

29. 三七具有止血、抗血栓、降血压、增强免疫功能、调节代谢等功能,体现了中药药理作用的

A. 复杂性
B. 多样性
C. 双重性
D. 一致性
E. 差异性

30. 药剂上认为产生致热能力最强的热原微生物是
A. 革兰阳性杆菌
B. 革兰阴性杆菌
C. 绿脓杆菌
D. 金黄色葡萄球菌
E. 沙门杆菌

31. 通过扩张外周血管、促进肌表血液循环而促进发汗的中药是
A. 桂枝
B. 葛根
C. 麻黄
D. 防风
E. 荆芥

32. 能避开肠肝首过效应,起效慢的剂型是
A. 渗透泵片
B. 口服乳剂
C. 气雾剂
D. 经皮吸收制剂
E. A 和 C

33. 药物中苷类成分为有效成分,炮制时常用的辅料是
A. 酒
B. 蜜
C. 盐水
D. 醋
E. 姜汁

34. 药材钩藤的主要化学成分是
A. 鞣质类

B. 黄酮类
C. 蒽醌类
D. 香豆精类
E. 生物碱类

35. 下列药物炮制方法正确的是
A. 丹参、柴胡为醋炙
B. 枳壳、白芍为麸炒
C. 山药、白术为土炒
D. 阿胶、鸡内金为蛤粉炒
E. 马兜铃、竹茹为蜜炙

36. 明矾煅制成枯矾的炮制作用是
A. 使药物疏松
B. 便于粉碎
C. 失去部分结晶水
D. 颜色洁白
E. 增强收涩敛疮作用

37. 麝香中的主要有效成分,具特有香气,对冠心病有一定疗效的是
A. 麝香酮
B. 麝香吡啶
C. 多肽
D. 脂肪酸
E. 胆甾

38. 可用于麻黄碱的鉴别反应的是
A. 碘化铋钾
B. 碘－碘化钾
C. 铜络盐反应
D. 苦味酸
E. 雷氏铵盐

39. 葛根总黄酮的生物活性是
A. 抗菌消炎作用
B. 增加冠脉血流量及降低心肌耗氧量作用
C. 增加白细胞作用
D. 强心作用

E. 松弛平滑肌作用

40. 煎煮药材所用器械的材料应首选
　A. 合金
　B. 铁
　C. 铜
　D. 不锈钢
　E. 铝

二、B型题（标准配伍题）

答题说明

　以下提供若干组考题,每组考题共用在考题前列出的 A、B、C、D、E 五个备选答案。请从中选择一个与问题关系最密切的答案。某个备选答案可能被选择一次、多次或不被选择。

（41~44题共用备选答案）
　A. 小檗碱
　B. 次乌头碱
　C. 东莨菪碱
　D. 莨菪碱
　E. 甲基伪麻黄碱

41. 水溶性季铵碱是
42. 毒性极强的生物碱是
43. 6、7位有含环氧基的生物碱是
44. 经碱水加热可生成无酯键的醇胺型水解产物的生物碱是

（45~47题共用备选答案）
　A. 伐胃伤津
　B. 耗气伤阴
　C. 收敛邪气
　D. 痰凝气滞
　E. 腻膈碍胃

45. 甘味的不良效应是
46. 涩味的不良效应是
47. 辛味的不良效应是

（48~51题共用备选答案）
　A. 橙红至紫红色
　B. 鲜黄色荧光
　C. 绿色至棕色乃至黑色沉淀
　D. 亮黄色
　E. 无颜色变化

48. 氨性氯化锶反应阳性显

49. 三氯化铝反应阳性显
50. 查耳酮的盐酸-镁粉反应显
51. 5-羟基黄酮的硼酸反应显

（52~55题共用备选答案）
　A. 13%
　B. 15%
　C. 7%~13%
　D. 3%~5%
　E. 10%

52. 炮制品的含水量宜控制在
53. 蜜炙品的含水分不得超过
54. 酒炙品、醋炙品、盐炙品、姜汁炙品、米泔水炙品、蒸制品、煮制品、发芽制品、发酵制品含水分均不得超过
55. 烫制醋淬制品含水分不得超过

（56~59题共用备选答案）
　A. 类圆形
　B. 段状
　C. 条片状
　D. 丝条状
　E. 类圆球形

56. 草本茎的饮片多为
57. 根及根茎、木本茎的饮片多为
58. 皮类饮片多为
59. 果实、种子类饮片多为

(60～61题共用备选答案)
A. 溶化性
B. 融变时限
C. 溶解度
D. 崩解时限
E. 微生物限度检查

60. 颗粒剂需检查,散剂不用检查的检查项目是
61. 颗粒剂、散剂均需检查的检查项目是

(62～63题共用备选答案)
A. 洁尔灭
B. 新洁尔灭
C. 卵磷脂
D. 单甘油酯
E. 硅藻土

62. 属非离子型表面活性剂的是
63. 属两性离子型表面活性剂的是

(64～66题共用备选答案)
A. pH 调节剂
B. 增溶剂
C. 止痛剂
D. 抑菌剂
E. 抗氧剂

64. 注射剂中聚山梨酯80的作用为
65. 注射剂中磷酸二氢钠的作用为
66. 注射剂中苯酚的作用为

(67～70题共用备选答案)
A. 煎煮法
B. 回流法
C. 连续回流法
D. 渗漉法
E. 超临界流体提取法

67. 适用于乙醇等有机溶媒提取,但提取液受热时间长的方法是
68. 适用于水为溶媒的提取方法是
69. 需用索氏提取器的是
70. 需要使用 CO_2 的提取方法是

(71～74题共用备选答案)
A. 镇咳作用
B. 调节甲状腺轴作用
C. 增强胃肠运动
D. 利胆作用
E. 抗溃疡作用

71. 人参中所含皂苷具有
72. 干姜中所含挥发油具有
73. 枳壳中所含挥发油具有
74. 川贝母中所含生物碱具有

(75～76题共用备选答案)
A. 图7
B. 图8
C. 图9
D. 图10
E. 图11

75. 试卷附图中,来源于五加科植物的是
76. 试卷附图中,来源于毛茛科植物的是

(77～80题共用备选答案)
A. 菌核
B. 地衣
C. 子实体
D. 藻体
E. 子座及幼虫尸体的复合体

77. 猪苓的药用部位是
78. 海藻的药用部位是
79. 茯苓的药用部位是
80. 灵芝的药用部位是

(81～83题共用备选答案)
A. 广东、广西、云南
B. 广东、广西、湖南、湖北
C. 山东、河南
D. 四川、云南、贵州
E. 广东、海南、广西、福建

81. 沉香的来源之一白木香的主产地是
82. 鸡血藤的主产地是
83. 钩藤的主产地是

(84~85题共用备选答案)
A. 有纵向凹沟及棱线,残余皮部易撕裂
B. 为白色或淡黄色,有浅纵沟纹
C. 可见黑褐色树脂与黄白色木部相间的斑纹
D. 栓皮有时呈片状剥落而露出暗红棕色内皮
E. 为黄红色或棕红色,具刀削痕

84. 通草表面
85. 大血藤表面

三、C型题(综合分析选择题)

答题说明
以下提供若干个案例,每个案例下设若干个考题。每一道考题下面有A、B、C、D、E五个备选答案。请从中选择一个最佳答案。

(86~89题共用题干)
一味动物类药材,来源于鹿科动物梅花鹿或马鹿的雄鹿未骨化密生茸毛的幼角。常用于肾阳不足,精血亏虚,阳痿滑精,宫冷不孕,羸瘦,神疲,畏寒,眩晕,耳鸣,耳聋,腰脊冷痛,筋骨痿软,崩漏带下,阴疽不敛。

86. 此药材是
 A. 鹿角
 B. 鹿茸
 C. 鹿角胶
 D. 羚羊角
 E. 鹿角霜

87. 此药材具一个分枝者习称
 A. 二岔
 B. 二杠
 C. 三岔
 D. 莲花
 E. 门庄

88. 此药材主枝习称
 A. 莲花
 B. 虎牙
 C. 门庄
 D. 大挺
 E. 大岔

89. 关于此药材质地、气味描述正确的是
 A. 体轻,气微香,味微咸
 B. 体轻,气微腥,味微涩
 C. 体轻,气微腥,味微甘
 D. 体重,气微腥,味微咸
 E. 体轻,气微腥,味微咸

(90~93题共用题干)
白芍平直或者稍弯曲,两端平截,长5~18cm,直径1~2.5cm。

90. 白芍为毛茛科植物芍药的根的
 A. 晒干品
 B. 蒸制品
 C. 沸水去皮后煮的加工品
 D. 阴干品
 E. 烘干品

91. 白芍的主产地是
 A. 山东、江苏、福建
 B. 河北、山西、陕西
 C. 贵州、云南、广西
 D. 湖南、湖北、河南
 E. 浙江、安徽、四川

92. 白芍的形状和表面颜色是
 A. 圆锥形,表面类白色
 B. 圆柱形,表面浅红棕色或类白色
 C. 圆柱形,表面类白色
 D. 纺锤形,表面类白色
 E. 圆锥形,表面黄白色

93. 白芍与赤芍的关系是
    A. 原植物完全不同,产地加工相同
    B. 原植物有一种相同,产地加工相同
    C. 原植物有一种相同,产地加工不同
    D. 原植物完全相同,产地加工不同
    E. 原植物完全不同,产地加工不同

(94~96题共用题干)
混悬型液体制剂系指难溶性固体药物以微粒状态分散于分散介质中形成的非均相的液体制剂,也包括干混悬剂。干混悬剂系指难溶性固体药物与适宜辅料制成粉末状或粒状物,临用时加水振摇即可分散成混悬液的制剂。

94. 下列不属于絮凝剂或反絮凝剂的是
    A. 枸橼酸盐
    B. 酒石酸盐
    C. 硅酸铝
    D. 磷酸盐
    E. 酒石酸氢盐

95. 下列常用附加剂中,不是助悬剂的是
    A. 甘油
    B. 糖浆剂
    C. 琼脂
    D. 吐温
    E. 甲基纤维素

96. 下列不属于影响混悬型液体制剂稳定性的因素是
    A. 微生物污染
    B. 微粒间的排斥力与吸引力
    C. 混悬粒子的沉降
    D. 微粒增长与晶型的改变
    E. 温度的影响

(97~100题共用题干)
苦杏仁为蔷薇科植物山杏、西伯利亚杏、东北杏或杏的干燥成熟种子。苦杏仁主要含有苦杏仁苷,这也是《中华人民共和国药典》中规定的其质量控制成分。

97. 苷的分类中,苦杏仁苷属于
    A. 氰苷
    B. 酯苷
    C. 碳苷
    D. 酚苷
    E. 硫苷

98. 下列关于苦杏仁苷的分类,错误的是
    A. 双糖苷
    B. 原生苷
    C. 氰苷
    D. 氧苷
    E. 单糖苷

99. 用于鉴别苦杏仁苷存在的反应是
    A. Vitali 反应
    B. Molish 反应
    C. Feigl 反应
    D. Kesting – Craven 反应
    E. Gibb's 反应

100. 苦杏仁苷酶水解的最终产物包括
    A. 葡萄糖、氢氰酸、苯甲醛
    B. 龙胆双糖、氢氰酸、甲苯醛
    C. 野樱苷、葡萄糖
    D. 苯羟乙腈、葡萄糖
    E. 苯羟乙腈、龙胆双糖

四、X型题（多项选择题）

答题说明

以下每一道考题下面有 A、B、C、D、E 五个备选答案。请从中选择二个或二个以上的正确答案。

101. 中药治疗疾病的基本原理有
    A. 恢复脏腑功能的协调
    B. 扶正祛邪
    C. 纠正阴阳偏盛偏衰

D. 消除病因
E. 气味相合

102. 产于云南的道地药材有
A. 三七
B. 木香
C. 重楼
D. 茯苓
E. 草果

103. 小分子游离香豆素具有的性质包括
A. 有香味
B. 有挥发性
C. 能升华
D. 能溶于沸水
E. 能溶于冷水

104. 已用于中药剂研究或生产的新技术有
A. 固体分散技术
B. β-环糊精包合技术
C. 指纹图谱质量控制技术
D. 超临界流体萃取技术
E. 大孔树脂吸附分离精制技术

105. 关于炉甘石炮制品的叙述，正确的是
A. 采用黄连及三黄汤煅淬或拌制，可增强清热明目、敛疮收湿的作用
B. 煅炉甘石呈白色或灰白色无定型细粉，质重
C. 经煅淬水飞后，质地纯洁细腻，制炉甘石应选用水飞后的细粉
D. 制炉甘石呈黄色或粉红色细粉，质轻松，味微涩
E. 煅、水飞都可减少炉甘石的毒性成分

106. 下列属于眼用溶液剂的是
A. 眼膏剂
B. 眼用凝胶剂
C. 滴眼剂

D. 洗眼剂
E. 眼内注射溶液

107. 下列有关外用膏剂叙述正确的是
A. 外用膏剂系指药物与基质制成的一类外用制剂
B. 外用膏剂具有保护、润滑、局部治疗作用
C. 外用膏剂也可以透过皮肤和黏膜起全身治疗作用
D. 外用膏剂能避免肝脏的首过效应
E. 外用膏剂能避免药物在胃肠道的破坏，降低药物的副作用

108. 下列有关药物表观分布容积的叙述中，叙述正确的是
A. 表观分布容积大，表明药物在血浆中浓度小
B. 表观分布容积表明药物在体内分布的实际容积
C. 表观分布容积有可能超过体液量
D. 表观分布容积的单位是 L 或 L/kg
E. 表观分布容积具有非常重要的生理学意义

109. 可提升致癌率的中药是
A. 莪术
B. 芫花
C. 狼毒
D. 巴豆霜
E. 甘遂

110. 中药炮制的目的有
A. 降低药物的毒副作用
B. 增强药物疗效
C. 缓和药物性能
D. 改变或增强药物作用趋向
E. 便于调剂制剂

111. 白薇的性状特征有
    A. 根茎粗短,有结节,多弯曲
    B. 切面类白色或淡红棕色,中部有一条凸起的棱线
    C. 外皮红棕色或红褐色,易层层脱落;切面周边常向内卷曲
    D. 体轻,质硬脆,易折断
    E. 气微,味微苦

112. 关于含重金属类中药毒性,叙述正确的有
    A. 砒霜、雄黄为含砷类中药
    B. 密陀僧为含汞类中药
    C. 含砷类中药具有原浆毒作用,可与含巯基的酶结合
    D. 含汞类中药中毒可出现出血性紫癜样皮炎
    E. 含铅类中药中毒可出现中毒性肝炎、肾损伤等

113. 关于酒剂的特点,叙述正确的有
    A. 酒辛甘大热,可促使药物吸收,提高药物疗效
    B. 组方灵活,制备简便,不可加入矫味剂
    C. 能活血通络,但不适宜心脏病患者服用
    D. 临床上以祛风活血、止痛散瘀效果为佳
    E. 含乙醇量高者,久贮不易变质

114. 不宜制成软胶囊的有
    A. O/W 型药物乳剂
    B. 易风化易潮解的药物
    C. 药物的油溶液
    D. 药物的稀醇溶液
    E. 药物的水溶液

115. 下列药材的药用部位为藤茎的有
    A. 沉香
    B. 苏木
    C. 大血藤
    D. 木通
    E. 鸡血藤

116. 蕲蛇的性状特征有
    A. 头呈三角形而扁平,吻端向上
    B. 背部两侧各有黑褐色与浅棕色组成的"V"形斑纹
    C. 腹部有黑色类圆形的斑点
    D. 尾部骤细,末端有三角形鳞片1枚
    E. 气腥,味微咸

117. 炒炭时的注意事项为
    A. 炒炭时多用武火
    B. 炒炭时要存性
    C. 炒炭时要全部炭化
    D. 炒炭时要全部灰化
    E. 花、草、叶等炒炭后仍可清晰辨别药物原形

118. 芒硝的性状特征有
    A. 棱柱状、长方形
    B. 无色透明或类白色半透明
    C. 质脆易碎
    D. 断面具玻璃样光泽
    E. 气微,味苦、咸

119. 下列与药用关系密切的藻类是
    A. 褐藻门
    B. 绿藻门
    C. 红藻门
    D. 蓝藻门
    E. 金藻门

120. 关于絮凝剂与反絮凝剂的叙述,正确的是
    A. 絮凝剂能够使ζ电位降低
    B. 反絮凝剂能够使ζ电位降低
    C. 絮凝剂能够增加体系稳定性
    D. 反絮凝剂能够降低体系稳定性
    E. 同一电解质既可是絮凝剂,也可以是反絮凝剂

参 考 答 案

1. D	2. B	3. B	4. A	5. E	6. A	7. D	8. D	9. D	10. A
11. B	12. C	13. D	14. D	15. B	16. E	17. D	18. A	19. D	20. D
21. C	22. C	23. B	24. A	25. B	26. C	27. D	28. C	29. B	30. B
31. A	32. D	33. A	34. E	35. C	36. E	37. A	38. C	39. B	40. D
41. A	42. B	43. C	44. B	45. E	46. C	47. B	48. C	49. B	50. E
51. D	52. C	53. B	54. A	55. E	56. B	57. A	58. C	59. E	60. A
61. E	62. D	63. C	64. B	65. A	66. D	67. B	68. A	69. C	70. E
71. B	72. C	73. E	74. A	75. A	76. E	77. A	78. D	79. A	80. C
81. E	82. A	83. B	84. B	85. D	86. B	87. B	88. D	89. E	90. C
91. E	92. B	93. C	94. C	95. D	96. A	97. A	98. E	99. B	100. A
101. ABCD		102. ABCDE		103. ABCD		104. ABCDE		105. ACDE	
106. CDE		107. BCDE		108. ACD		109. BCDE		110. ABCDE	
111. AE		112. ACDE		113. ACDE		114. ABDE		115. CDE	
116. ABCDE		117. ABE		118. ABCDE		119. ABC		120. ACE	

试卷标识码:

国家执业药师资格考试

中药学专业知识（一）
押题秘卷（六）

考生姓名：_____

准考证号：_____

考　　点：_____

考 场 号：_____

一、A 型题（单句型最佳选择题）

答题说明

以下每一道考题下面有 A、B、C、D、E 五个备选答案。请从中选择一个最佳答案。

1. 下列需要做不溶物检查的是
   A. 合剂
   B. 口服液
   C. 糖浆剂
   D. 煎膏剂
   E. 浸膏剂

2. 粉末升华,升华物为白色柱状或小片状结晶的是
   A. 斑蝥
   B. 水蛭
   C. 蜈蚣
   D. 全蝎
   E. 地龙

3. 具有沉降趋向的药物性味多是
   A. 辛、甘,凉
   B. 咸、苦,温
   C. 辛、甘,温
   D. 酸、苦,寒
   E. 辛、苦,温

4. 淀粉浆作为黏合剂,最常用的浓度是
   A. 10%
   B. 20%
   C. 30%
   D. 25%
   E. 40%

5. 最能体现方药各种成分综合疗效与特点的剂型是
   A. 散剂
   B. 浸出制剂
   C. 半固体制剂
   D. 胶体制剂
   E. 液体药剂

6. 中药水煎浓缩液 1000mL,欲调含醇量达 70% 沉淀杂质,应加 95% 的乙醇
   A. 737mL
   B. 1357mL
   C. 606mL
   D. 2800mL
   E. 1963mL

7. 将处方中全部饮片粉碎成细粉,加适宜辅料制成的中药片剂称为
   A. 分散片
   B. 全浸膏片
   C. 全粉末片
   D. 半浸膏片
   E. 提纯片

8. 中药片剂制备中含浸膏量大或浸膏黏性太大时,宜选用的辅料为
   A. 稀释剂
   B. 吸收剂
   C. 崩解剂
   D. 黏合剂
   E. 润滑剂

9. 下列药物炮制时先炒后拌盐水的是
   A. 补骨脂
   B. 益智仁
   C. 车前子
   D. 续断
   E. 杜仲

10. 某批药物需制成片剂100万片,干颗粒重250kg,加入辅料50kg,则每片的重量为
   A. 0.25g
   B. 0.6g
   C. 0.4g
   D. 0.8g
   E. 0.3g

11. 川乌的性味是
   A. 辛、苦,寒
   B. 辛、苦,平
   C. 辛、甘,热
   D. 辛、咸,温
   E. 辛、苦,热

12. 按《中华人民共和国药典》规定,凡检查溶出度的片剂不再进行
   A. 含量测定
   B. 崩解时限检查
   C. 含量均匀度检查
   D. 融散时限检查
   E. 片重差异检查

13. 下列既可做填充剂,又可做崩解剂、黏合剂的是
   A. 淀粉
   B. 糊精
   C. 微粉硅胶
   D. 微晶纤维素
   E. 羧甲基纤维素钠

14. 片剂制备中,若制颗粒黏合剂用量过多,会出现的问题是
   A. 裂片
   B. 花斑
   C. 崩解时间超限
   D. 片重差异超限
   E. 片剂硬度不够

15. 压片时使用润滑剂,加入时间正确的是
   A. 制粒时
   B. 药物粉碎时
   C. 颗粒干燥时
   D. 颗粒整粒后
   E. 混入到其他辅料中

16. 目前片剂制备中代替乳糖的混合辅料是
   A. 淀粉、糖粉、糊精(7:2:1)
   B. 淀粉、糊精、糖粉(7:5:1)
   C. 淀粉、糊精、糖粉(7:1:1)
   D. 淀粉、糊精、甘露醇(5:1:1)
   E. 淀粉、糊精、糖粉(5:1:1)

17. 药材黄柏的采收加工方法是
   A. 选取栽培1年以上树龄的树,剥取树皮,除去粗皮,晒干
   B. 选取栽培5年以上树龄的树,剥取树皮,除去粗皮,晒干
   C. 选取栽培10年以上树龄的树,剥取树皮,除去粗皮,晒干
   D. 选取栽培10年以上树龄的树,剥取树皮,堆积"发汗",晒干
   E. 选取栽培5年以上树龄的树,剥取树皮,堆积"发汗",晒干

18. 片剂制备过程中常与糊精配合使用的填充剂是
   A. 可压性淀粉
   B. 淀粉
   C. 糖粉
   D. 磷酸氢钙
   E. 甘露醇

19. 乙醇作为润湿剂一般采用的浓度是
   A. 90%以上
   B. 70%~90%
   C. 30%~70%
   D. 20%~60%

E. 20%以下

20. 多数三萜皂苷是
    A. 酸性
    B. 碱性
    C. 中性
    D. 两性
    E. 弱碱性

21. 《中华人民共和国药典》规定阴道片的特殊检查项目是
    A. 熔化性试验
    B. 硬度检查
    C. 微生物检查
    D. 融变时限检查
    E. 含量均匀度检查

22. 下列可确认螺旋甾烷和异螺旋甾烷的依据是
    A. A/B 环的稠和方式
    B. C_{25} 位上的甲基的构型
    C. C_3 位上的羟基的构型
    D. C_{20} 位上的甲基的构型
    E. B/C 环的稠和方式

23. 需要进行含量均匀度检查的是
    A. 小剂量片剂
    B. 含有浸膏药物的片剂
    C. 含有易溶性成分的片剂
    D. 不易混匀的物料
    E. 含有挥发性药物的片剂

24. 片剂辅料中可用作崩解剂的是
    A. 乙基纤维素
    B. 阿拉伯胶
    C. 羧甲淀粉钠
    D. 滑石粉
    E. 糊精

25. 益母草膏属于
    A. 糖浆剂
    B. 流浸膏剂
    C. 煎膏剂
    D. 汤剂
    E. 胶剂

26. 下列反应可用于胆汁酸鉴别的有
    A. Bornträger 反应
    B. Gibb's 反应
    C. Kedde 反应
    D. Hammarsten 反应
    E. Keller–Kiliani 反应

27. 除另有规定外,含糖块状茶剂含水量不得超过
    A. 3%
    B. 5%
    C. 10%
    D. 12%
    E. 15%

28. 对心脏的毒性主要表现为引起严重室性心律失常的药材是
    A. 乌头
    B. 附子
    C. 雷公藤
    D. 马钱子
    E. 昆山海棠

29. 决定溶胶稳定性的主要因素为
    A. 氯化作用
    B. 电位差
    C. 水化作用
    D. pH 值
    E. 吸附作用

30. 热原系指能引起恒温动物体温异常升高的致热物质,其中致热活性特别强的是

A. 脂肪酸
B. 脂多糖
C. 磷脂
D. 蛋白质
E. 胆固醇

31. 某药材呈圆锥形或近心脏形,类白色,外层鳞叶2瓣,大小悬殊,大瓣紧抱小瓣,未抱部分呈新月形,顶部闭合。该药材是
A. 松贝
B. 青贝
C. 平贝
D. 炉贝
E. 大贝

32. 下列与透皮吸收的量无关的因素为
A. 药物浓度
B. 应用面积
C. 涂布厚度
D. 年龄与性别
E. 与皮肤接触时间

33. 下列哪项不是前胡的鉴别特征
A. 呈不规则的圆柱形、圆锥形或纺锤形,稍弯曲,下部常有分枝
B. 外表黑褐色至灰黄色,根头部多有茎痕及纤维状叶鞘残基
C. 根上端有密集的细环纹,下部有纵沟、纵皱纹及横向皮孔
D. 断面不整齐,淡黄白色,皮部散有多数棕黄色油点
E. 气微,味微甜、辛

34. 适用于呼吸道给药的速效剂型是
A. 注射剂
B. 舌下片
C. 滴丸
D. 涂膜剂
E. 气雾剂

35. 试卷附图中,图1的药用部位为
A. 根及根茎
B. 根
C. 根茎
D. 块根
E. 鳞茎

36. 在治疗剂量下发生的与治疗目的无关的不良反应是
A. 副作用
B. 特殊毒性反应
C. 后遗效应
D. 急性毒性反应
E. 变态反应

37. 试卷附图中,内表面红棕色,指甲刻划可见油痕的药材为
A. 图2
B. 图3
C. 图4
D. 图5
E. 图6

38. 白前来源于
A. 百合科
B. 萝藦科
C. 唇形科
D. 豆科
E. 伞形科

39. 小茴香不应有的特征是
A. 果实长圆柱形
B. 分果背面有纵棱5条
C. 表面黄绿色或淡黄色,两端略尖
D. 分果背面侧棱延展成翅状
E. 味微甜,气香特异

40. 花呈棒状,上粗下细,花萼绿色,先端5裂,裂片有毛,开放者花冠筒状,先端二唇形,

气清香,味淡微苦的是
A.蒲黄
B.丁香
C.金银花
D.西红花
E.辛夷

二、B型题（标准配伍题）

答题说明

以下提供若干组考题,每组考题共用在考题前列出的A、B、C、D、E五个备选答案。请从中选择一个与问题关系最密切的答案。某个备选答案可能被选择一次、多次或不被选择。

(41~43题共用备选答案)
A.方名的变化
B.药味增减变化
C.剂型更换变化
D.服药时间的变化
E.药量增减变化

41.由四逆汤化裁为通脉四逆汤属于
42.由人参汤化裁为理中丸属于
43.由麻黄汤化裁为麻黄加术汤属于

(44~47题共用备选答案)
A.菊花
B.枳实
C.丁香
D.川楝子
E.牵牛子

44.含苞待放时采收的药材为
45.经霜变黄时采收的药材为
46.花盛开时采收的药材为
47.果实成熟时采收的药材为

(48~51题共用备选答案)
A.翘鼻头
B.莲花
C.挂甲
D.剑脊
E.马头、蛇尾、瓦楞身

48.属于海马药材的结构特点的有
49.属于马鹿药材的结构特点的有
50.属于蕲蛇药材的结构特点的有
51.属于乌梢蛇药材的结构特点的有

(52~54题共用备选答案)
A.图7
B.图8
C.图9
D.图10
E.图11

52.试卷附图中,气微,味苦,微辛,嚼之有刺喉感的药材是
53.试卷附图中,圆柱形,表面棕褐色的药材是
54.试卷附图中,维管束点状排列成数轮同心环的药材是

(55~57题共用备选答案)
A.水蛭
B.阿胶
C.马钱子
D.白术
E.斑蝥

55.米炒后可降低其毒性、矫正其气味,可内服,以通经、破瘀散结的是
56.砂炒后质地变脆,易于粉碎,便于除去绒毛,还可降低毒性的是
57.蛤粉炒后善于益肺润燥,蒲黄炒后止血安络力强的是

(58~61题共用备选答案)
A.对神经、心血管和消化系统均有毒性
B.对肾脏有毒性

C. 对胃肠道具有强烈的刺激和腐蚀作用
D. 对肝脏和中枢神经系统有毒性
E. 对红细胞和骨髓有毒性作用

58. 含毒蛋白类中药
59. 含生物碱类中药
60. 含有机酸类中药
61. 含萜类及内酯类中药

(62~64题共用备选答案)
A. 亚硫酸氢钠
B. 苯甲酸钠
C. 葡萄糖
D. 枸橼酸钠
E. 三氯叔丁醇

62. 可用于注射液渗透压调节的是
63. 在注射液中可作为止痛剂的是
64. 可用于抗药物氧化的是

(65~68题共用备选答案)
A. 迷迭香酸和异嗪皮啶
B. 补骨脂素和异补骨脂素
C. 白花前胡甲素和白花前胡乙素
D. 丹参酮Ⅰ
E. 七叶内酯和七叶苷

65.《中华人民共和国药典》中对秦皮进行定性鉴别和含量测定的指标成分为
66.《中华人民共和国药典》中对前胡进行定性鉴别和含量测定的指标成分为
67.《中华人民共和国药典》中对肿节风进行定性鉴别和含量测定的指标成分为
68.《中华人民共和国药典》中对补骨脂进行定性鉴别和含量测定的指标成分为

(69~71题共用备选答案)
A. α-葡萄糖苷键
B. β-葡萄糖苷键
C. α-去氧糖苷键
D. β-果糖苷键
E. S-苷键

69. 苦杏仁酶可水解
70. 转化糖酶可水解
71. 纤维素酶可水解

(72~73题共用备选答案)
A. 1g
B. 2~5g
C. 10g
D. 20g
E. 45g

72. 除另有规定外,普通饮片的酊剂每100mL相当于原饮片
73. 除另有规定外,中药糖浆剂每100mL含糖量应不低于

(74~75题共用备选答案)
A. 乳化剂
B. 助溶剂
C. 润湿剂
D. 助悬剂
E. 絮凝剂

74. 聚山梨酯-80在混悬液型液体药剂中常作为
75. 阿拉伯胶浆在混悬液型液体药剂中常作为

(76~78题共用备选答案)
A. 呈不规则颗粒状或黏结成团块,表面红棕色或黄棕色
B. 巴西
C. 呈乳头状、泪滴状或不规则小块
D. 埃及
E. 印度尼西亚、马来西亚

76. 乳香的性状特征为
77. 血竭主产于
78. 没药的性状特征为

(79~82题共用备选答案)
A. 味连
B. 雅连

C. 云连
D. 白芍
E. 赤芍
79. 多单枝,较细小,弯曲似钩的是
80. 多单枝,微弯曲,"过桥"较长的是
81. 根多分支,聚成簇,形如鸡爪的是
82. 圆柱形,棕褐色,有横向突起的皮孔及纵皱纹的是

(83~85题共用备选答案)
A. 螳螂科
B. 鲍科
C. 乌贼科
D. 雉科
E. 芫青科
83. 石决明的原动物属于
84. 海螵蛸的原动物属于
85. 桑螵蛸的原动物属于

三、C型题（综合分析选择题）

答题说明

以下提供若干个案例,每个案例下设若干个考题。每一道考题下面有 A、B、C、D、E 五个备选答案。请从中选择一个最佳答案。

(86~88题共用题干)

某药材呈圆柱形,常稍扭曲;表面灰棕色,外皮粗糙,具突起皮孔;节膨大;体轻,质坚实;断面不整齐,皮部黄棕色,木部黄白色,射线呈放射状排列,髓小或有时中空,黄白色;气微,味微苦而涩。

86. 该药材来源于
A. 毛茛科
B. 木通科
C. 豆科
D. 五加科
E. 木兰科

87. 该药材的采收时间是
A. 春季
B. 夏季
C. 秋季
D. 冬季
E. 春末夏初

88. 该药材是
A. 大血藤
B. 鸡血藤
C. 川木通
D. 木通
E. 钩藤

(89~92题共用题干)

四神丸,具有温肾散寒,涩肠止泻的功效,用于治疗肾阳不足所致的泄泻,症见肠鸣腹胀、五更溏泻、食少不化、久泻不止、面黄肢冷。其处方组成为肉豆蔻、补骨脂、五味子、吴茱萸、大枣。

89. 四神丸中含香豆素类化合物的中药是
A. 肉豆蔻
B. 补骨脂
C. 五味子
D. 吴茱萸
E. 大枣

90. 四神丸中含木脂素类化合物的中药是
A. 肉豆蔻
B. 补骨脂
C. 五味子
D. 吴茱萸
E. 大枣

91. 细辛含木脂素类化合物,其具有肝肾毒性的成分是
A. 细辛醚
B. L-细辛脂素
C. 黄樟醚
D. 马兜铃酸 I

E. 甲基丁香酚

92.《中华人民共和国药典》规定连翘质量控制成分是
A. 连翘苷
B. 连翘酯素
C. 松脂素
D. 罗汉松苷
E. 牛蒡子苷

(93~96题共用题干)

软胶囊是指将一定量的液体药物直接封包,或将固体药物溶解或分散在适宜的辅料中,制备成溶液、混悬液、乳状液或固体,密封于软质囊材中的胶囊剂。

93. 软胶囊剂的内容物含水量一般不得超过
A. 3%
B. 5%
C. 9%
D. 12%
E. 10%

94. 下列对软胶囊的叙述正确的是
A. 充填的药物一定是颗粒
B. 充填的药物一定是挥发油
C. 软胶囊的崩解时限为30分钟
D. 囊材中含有明胶、甘油、二氧化钛、食用色素等
E. 软胶囊中填充液体药物时,pH值应控制在8.0~9.0

95. 软胶囊囊壁由明胶、增塑剂、水三者构成,其重量比例通常是
A. 1：(0.2~0.4)：(1~1.6)
B. 1：(0.2~0.4)：(2~2.6)
C. 1：(0.4~0.6)：(1~1.6)
D. 1：(0.4~0.6)：(2~2.6)
E. 1：(0.4~0.6)：(3~3.6)

96. 下列宜制成软胶囊剂的是
A. O/W型
B. 芒硝
C. 鱼肝油
D. 药物稀醇溶液
E. 药物的水溶液

(97~100题共用题干)

肉桂呈槽状或卷筒状,长30~40cm,宽或直径为3~10cm,厚约0.2~0.8cm。

97. 肉桂的主产地是
A. 广西、广东
B. 四川、湖北
C. 湖南、云南
D. 山东、河南
E. 四川、贵州

98. 肉桂来源于
A. 樟科植物
B. 木兰科植物
C. 杜仲科植物
D. 豆科植物
E. 芸香科植物

99. 肉桂的味是
A. 甜、辣
B. 甜、酸
C. 辣、酸
D. 酸、苦
E. 苦、辣

100. 肉桂哪一期采收的质量佳
A. 1期
B. 2期
C. 3期
D. 4期
E. 5期

四、X 型题（多项选择题）

答题说明

以下每一道考题下面有 A、B、C、D、E 五个备选答案。请从中选择二个或二个以上的正确答案。

101. 影响有毒无毒的因素有
    A. 品种来源
    B. 采集时间
    C. 炮制加工
    D. 给药途径
    E. 制剂工艺

102. 最适宜采收期为花蕾期的药材是
    A. 槐米
    B. 金银花
    C. 红花
    D. 番红花
    E. 丁香

103. 含酚羟基的香豆素类化合物具有的性质或反应有
    A. 荧光性质
    B. 异羟肟酸铁反应
    C. Gibb's 反应
    D. Kedde 反应
    E. Emerson 反应

104. 舌下片的特点包括
    A. 属于黏膜给药方式
    B. 可以避免肝脏的首过作用
    C. 局部给药可发挥全身治疗作用
    D. 一般片大而硬，味道适口
    E. 吸收迅速显效快

105. 下列片剂制备时需加入崩解剂的有
    A. 泡腾片
    B. 长效片
    C. 口含片
    D. 外用溶液片
    E. 舌下片

106. 以下的情况需要加入稀释剂是
    A. 主药剂量小于0.1g
    B. 含浸膏量较多
    C. 浸膏黏性太大
    D. 含有较多的挥发油
    E. 含有较多的液体成分

107. 源于分子内氢键不同而碱性不同的有
    A. 东莨菪碱 < 莨菪碱
    B. 钩藤碱 > 异钩藤碱
    C. 伪麻黄碱 > 麻黄碱
    D. 吗啡 < 可待因
    E. 利血平 < 番木鳖碱

108. 属于 α-去氧糖的是
    A. D-葡萄糖
    B. L-鼠李糖
    C. D-洋地黄毒糖
    D. L-夹竹桃糖
    E. L-黄花夹竹桃糖

109. 下列哪些药材表面有大量的毛状物，需去毛
    A. 狗脊
    B. 薄荷
    C. 大青叶
    D. 番泻叶
    E. 枇杷叶

110. 生地蒸成熟地后
    A. 性温
    B. 味甘

C. 补血
D. 性凉
E. 补气

111. 神曲原料组成中有
A. 杏仁
B. 青蒿
C. 赤小豆
D. 面粉
E. 苍耳草

112. 抛射剂的作用是
A. 药物的溶剂
B. 药物的稳定剂
C. 喷射药物的动力
D. 使药物成气体
E. 稀释剂

113. 清热药抗肿瘤作用的主要机制是
A. 抑制肿瘤细胞
B. 调整机体免疫力
C. 阻断致癌基因突变
D. 诱导肿瘤细胞凋亡
E. 调控癌基因表达

114. 温里药抗休克的作用基础是
A. 强心
B. 扩张血管
C. 改善微循环
D. 促进消化
E. 镇静镇痛

115. 以下关于巴戟天的说法正确的是
A. 来源于茜草科
B. 药材呈扁圆柱形,略弯曲
C. 表面灰黄色或暗灰色,具纵纹及横裂纹,皮部横向断裂露出木部
D. 断面皮部厚,紫色或淡紫色,木部坚硬,

黄棕色或黄白色,皮部易与木部剥离
E. 饮片形状为除去木心的巴戟天小段或不规则块

116. 下列属于细辛的性状鉴别特征的有
A. 常卷曲成团
B. 根茎横生呈不规则圆柱状
C. 质脆,易折断,断面平坦
D. 气辛香,味辛辣、麻舌
E. 嚼之黏牙,有砂粒感

117. 下列药材折断时常有粉尘出现的是
A. 秦皮
B. 白鲜皮
C. 牡丹皮
D. 香加皮
E. 五加皮

118. 属于异喹啉类生物碱的是
A. 长春花碱
B. 乌头碱
C. 汉防己碱
D. 马钱子碱
E. 小檗碱

119. 罗布麻叶的性状特征有
A. 完整叶片呈椭圆形或卵圆状披针形
B. 边缘具细齿,常反卷
C. 两面无毛
D. 叶脉于下表面突起
E. 气微,味微苦

120. 下列是马钱子性状鉴别特征的有
A. 扁圆形纽扣状或扁长圆形
B. 表面灰绿色或灰棕色茸毛
C. 底部中心有点状突起的种脐
D. 外表光滑无毛
E. 边缘有微凸起的珠孔

参 考 答 案

1. D 2. A 3. D 4. A 5. B 6. D 7. C 8. A 9. C 10. E
11. E 12. B 13. A 14. C 15. D 16. C 17. C 18. B 19. C 20. A
21. D 22. B 23. A 24. C 25. C 26. D 27. A 28. A 29. B 30. B
31. A 32. C 33. E 34. E 35. E 36. A 37. C 38. B 39. D 40. C
41. E 42. C 43. B 44. C 45. D 46. A 47. E 48. E 49. B 50. A
51. D 52. C 53. D 54. B 55. E 56. C 57. B 58. C 59. A 60. B
61. D 62. C 63. E 64. A 65. E 66. C 67. A 68. B 69. B 70. D
71. B 72. D 73. E 74. C 75. D 76. C 77. E 78. A 79. C 80. B
81. A 82. E 83. B 84. C 85. A 86. B 87. C 88. D 89. B 90. C
91. D 92. A 93. B 94. D 95. C 96. C 97. A 98. A 99. A 100. B
101. ABCDE 102. ABE 103. ABCE 104. ABCE 105. AD
106. ABC 107. BC 108. CD 109. AE 110. ABC
111. ABCDE 112. ACE 113. ABCDE 114. ABC 115. ABCDE
116. ABCD 117. BC 118. CE 119. ABCD 120. ABCE

押题秘卷(一)附图

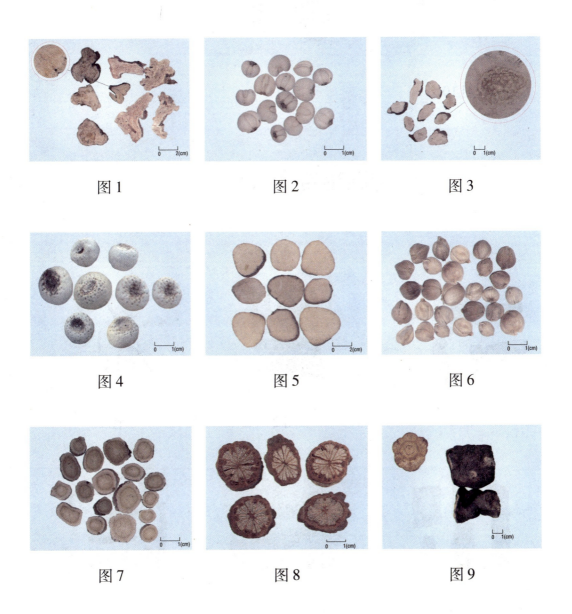

图 1　　　　　　　　图 2　　　　　　　　图 3

图 4　　　　　　　　图 5　　　　　　　　图 6

图 7　　　　　　　　图 8　　　　　　　　图 9

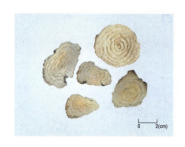

图 10

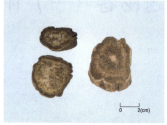

图 11

押题秘卷（二）附图

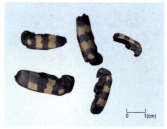

图 1

图 2

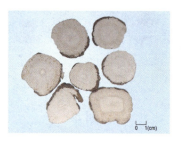

图 3

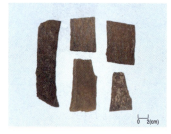

图 4

图 5

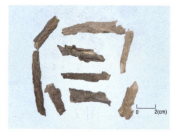

图 6

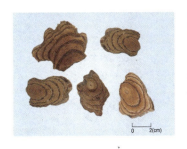

图 7

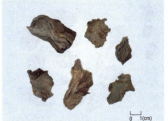

图 8

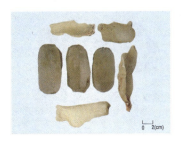

图 9

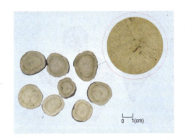

图 10

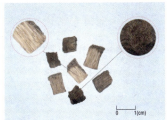

图 11

押题秘卷（三）附图

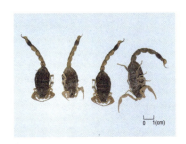

图 1

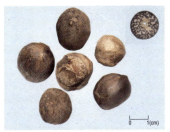

图 2

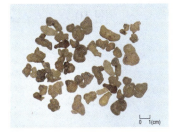

图 3

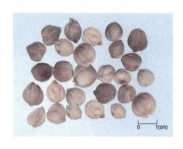

图 4

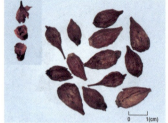

图 5

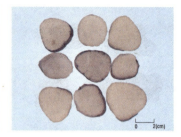

图 6

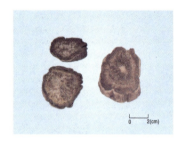

图 7

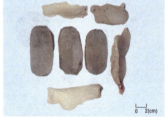

图 8

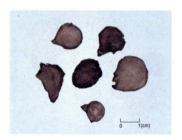

图 9

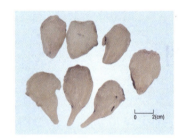

图 10

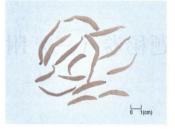

图 11

押题秘卷（四）附图

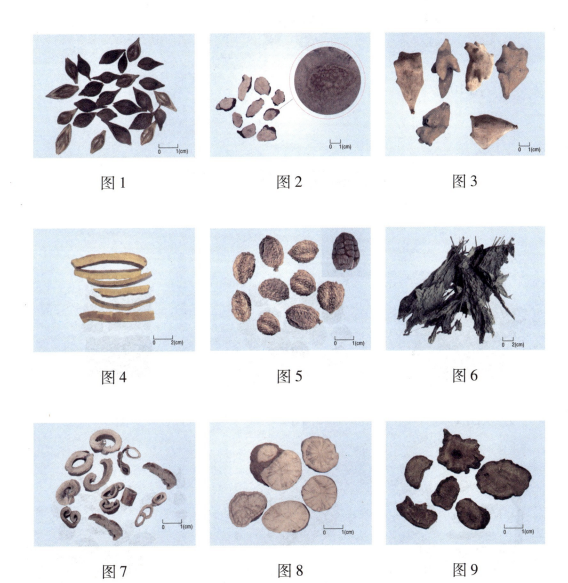

图 1　　　　　　图 2　　　　　　图 3

图 4　　　　　　图 5　　　　　　图 6

图 7　　　　　　图 8　　　　　　图 9

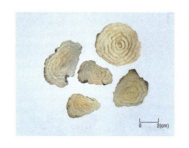
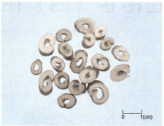

图10　　　　　　　图11

押题秘卷（五）附图

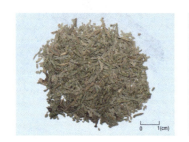
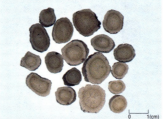
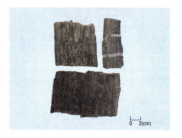

图1　　　　　　　图2　　　　　　　图3

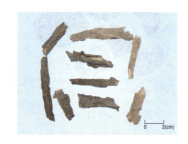
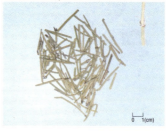
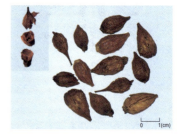

图4　　　　　　　图5　　　　　　　图6

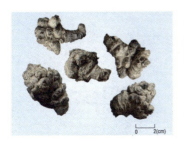
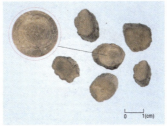
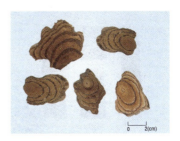

图 7　　　　　　　　图 8　　　　　　　　图 9

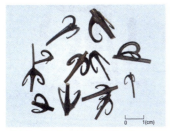
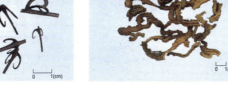

图 10　　　　　　　　图 11

押题秘卷（六）附图

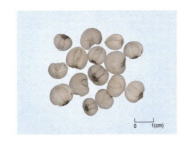
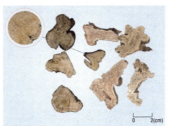
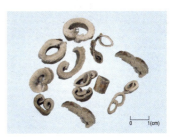

图 1　　　　　　　　图 2　　　　　　　　图 3

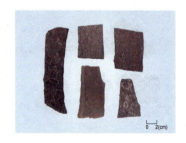 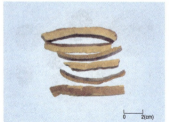 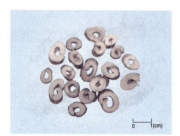

图 4　　　　　　　　图 5　　　　　　　　图 6

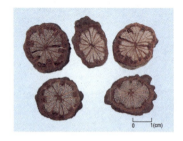 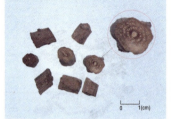 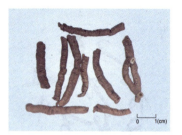

图 7　　　　　　　　图 8　　　　　　　　图 9

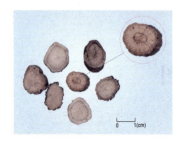 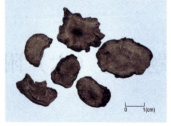

图 10　　　　　　　　图 11